Gießing • Muskeltraining

D1574640

Jürgen Gießing

Muskeltraining
mit Kindern und Jugendlichen

Altersgerechte Übungen und Spiele
für Schule und Verein

3., erweiterte Auflage

Limpert Verlag Wiebelsheim

Die Ratschläge in diesem Buch sind vom Autor und dem Verlag sorgfältig erwogen und geprüft worden, dennoch kann keine Garantie übernommen werden. Eine Haftung des Autors bzw. des Verlages und seiner Beauftragten für Personen-, Sach- und Vermögensschäden ist ausgeschlossen.

Bibliografische Information Der Deutschen Nationalbibliothek
Die Deutsche Nationalbibliothek verzeichnet diese Publikation in der Deutschen Nationalbibliografie; detaillierte bibliografische Daten sind im Internet unter http://dnb.d-nb.de abrufbar.

3., erweiterte Auflage
© 2009, 2018 by Limpert Verlag GmbH, Wiebelsheim
www.limpert.de

Titelabbildungen: Udo Buffler, Marburg
Zeichnungen: Udo Buffler, Marburg
Gestaltung und Satz: Composizione Katrin Rampp, Kempten
Druck und Verarbeitung: www.schreckhase.de, Spangenberg
Printed in Germany/Imprimé en Allemagne
ISBN 978-3-7853-1948-2

Inhaltsverzeichnis

Muskeltraining statt Krafttraining

Begriffs(er)klärungen und sportpädagogische Konsequenzen

„Krafttraining ist nichts für Kinder und Jugendliche" – diese Aussage hat ohne Zweifel ihre Berechtigung, jedenfalls wenn man den Begriff *Krafttraining* in seiner ursprünglichen Bedeutung interpretiert. Auf den ersten Blick erscheint der Begriff eindeutig und ist sogar selbsterklärend. Beim Krafttraining geht es offenbar um das Trainieren von Kraft. Der Begriff Kraft beschreibt zunächst einmal eine physikalische Größe, die sich ergibt aus dem Produkt von Masse und Beschleunigung (F = m x a). Je größer die bewegte Masse ist bzw. je schneller sie bewegt wird, desto größer ist die aufzubringende bzw. einwirkende Kraft.

Aber welche Kraft ist gemeint – Schnellkraft, Maximalkraft, Kraftausdauer? Und was ist mit dem therapeutischen Krafttraining, etwa nach einer verletzungsbedingten Atrophie eines Muskels, z. B. dem Wiederaufbauen der Beinmuskulatur nach einem Beinbruch?

Alle diese Trainingsformen erfordern völlig unterschiedliche Methoden. Beim Maximalkrafttraining wie beim Olympischen Gewichtheben, werden größtmögliche Gewichte ein einziges Mal in die Höhe gewuchtet. Beim Kraftausdauertraining hingegen würde derselbe Athlet höchstens ein Drittel des Gewichts verwenden, welches er beim Maximalkrafttraining gestemmt hat, würde aber mindestens 20, besser noch 25 bis 30 Wiederholungen machen. Beim Schnellkrafttraining kommen in etwa die gleichen Gewichte zum Einsatz wie beim Kraftausdauertraining, doch statt der möglichen 20 bis 30 Wiederholungen werden mit demselben Gewicht aber nur etwa sieben bis zwölf Wiederholungen ausgeführt, diese aber so explosiv wie möglich. Hinzu kommen, je nach Sportart, noch verschiedene Kontraktionsformen. Während beim Turnen an den Ringen die statische Kraftausdauer eine große Rolle spielt und entsprechend trainiert werden muss, ist es beim Kugelstoßen vor allem die dynamische Explosivkraft, die maßgeblich über die erzielte Weite entscheidet. Wenn das Krafttraining als Ergänzung oder Unterstützung einer bestimmten Sportart dient, so orientiert sich die Trainingsmethodik sinnvollerweise an den spezifischen Kraftanforderungen der betreffenden Sportart.

Kraft als konditionelle Eigenschaft

Kraft im sportlichen Sinne hingegen existiert nicht per se, sondern wird erst darstellbar durch Bewegungen der Skelettmuskulatur gegen einen Widerstand (z. B. die Gravitation), bei dem ein Körper – entweder der eigene oder ein Sportgerät – beschleunigt wird. Jede körperliche Bewegung entsteht aus einer Kraftentfaltung der Muskulatur. Kraft als Antrieb sportlicher Bewegung ist daher als konditionelle Eigenschaft zu sehen und ist definiert als die Fähigkeit des Nerv-Muskelsystems, Widerstände zu überwinden (konzentrische Kontraktion), ihnen entgegenzuwirken (exzentrische Kontraktion) oder sie zu halten (statische Kontraktion). Je nach Art (Geschwindigkeit, Dauer und Intensität der jeweiligen Kraftentfaltung) der Anforderung der jeweiligen Muskelarbeit werden unterschiedliche Varianten der Kraft angesprochen, die sich wiederum in Unterdifferenzierungen gliedern und unter verschiedenen Gesichtspunkten voneinander differenziert werden. Beim dimensionsanalytischen Ansatz unterscheidet man zwischen Maximalkraft, Schnellkraft und Kraftausdauer. Diese Krafteigenschaften werden dann noch einmal untergliedert in ihre statische und dynamische Variante:

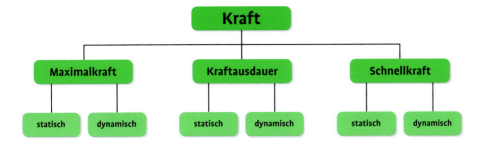

Dimensionsanalytische Differenzierung der Krafteigenschaften

Jede dieser Kraftformen kann spezifisch trainiert werden, indem zunächst die zugrunde liegende Basiseigenschaft trainiert wird, z. B. beim Training der Sprungkraft die Schnellkraft der am Sprung beteiligten Muskeln und anschließend, im Rahmen der sog. Utilisierung, wird die verbesserte Schnellkraft der entsprechenden Muskulatur beim Sprungtraining in das gewünschte Ergebnis umgesetzt.

Aus dem dimensionsanalytischen Ansatz der Differenzierung der Kraft leiteten sich daher drei grundlegende Krafttrainingsformen ab, nämlich Maximalkrafttraining, Schnellkrafttraining und Kraftausdauertraining.

Nachdem man erkannt hatte, dass sich die jeweiligen Kraftarten systematisch entwickeln und verbessern lassen, entstanden diese drei Trainingsformen und gehörten bald zum Standardrepertoire der Trainingsmaßnahmen in den entsprechenden Sportarten.

Eine heute gleichberechtigt neben diesen drei Trainingsformen stehende vierte Trainingsform sucht man in älteren Quellen vergebens: das Muskelaufbautraining.

Dafür gab es einen Grund: Alle Formen des Krafttrainings hatten ausnahmslos zum Ziel, die Kraft bzw. eine bestimmte Krafteigenschaft zu verbessern. Ein Muskelwachstum war dabei nicht erwünscht, es galt sogar als absolut kontraproduktiv, was auf den ersten Blick auch völlig logisch erscheint. Wenn z. B. ein Hochspringer seine Leistung, sprich seine maximale Sprunghöhe, verbessern will, ist es sicher hilfreich, seine Sprungkraft zu trainieren. Ein Schnellkrafttraining für die an der Hochsprungbewegung hauptsächlich beteiligten Muskelgruppen ist daher als zielgerichtet und sinnvoll zu bewerten. Anders verhält es sich mit einem Muskelwachstum, welches unbedingt zu verhindern bzw. limitieren ist, damit der Hochspringer nicht an Muskel- und damit Körpergewicht zunimmt, was seine relative Sprunghöhe (Sprunghöhe in Relation zum Körpergewicht) im ungünstigsten Fall nicht verbessern, sondern verschlechtern würde. Spätere Untersuchungsergebnisse bestätigten diese Einschätzung, da Untersuchungen zeigten, dass bei einer durch Muskelwachstum bedingten Kraftzunahme sowohl Kraft als auch Muskelmasse exponenzial ansteigen, allerdings in einem ungünstigen Verhältnis. So nimmt bei einer Erhöhung der Muskelmasse um den Faktor drei die Kraft lediglich in zweiter Potenz zu. Die relative Kraft (Kraft in Relation zum Körpergewicht) nimmt damit ab. Alle Sportler, in deren Disziplinen die relative Kraft eine entscheidende Rolle spielt, tun daher gut daran, den trainingsbedingten Muskelaufbau auf ein Mindestmaß zu begrenzen. Zu diesen begründeten Bedenken gegenüber einem potenziellen Muskelaufbau als Resultat eines Krafttrainings kamen weitere Bedenken, die sich rückblickend als unbegründet erwiesen. So riet man z. T. sogar Athleten in ausgesprochen Kraft-dominierten Disziplinen wie Boxen, Ringen, Diskuswurf etc. dringend vom Krafttraining ab, in der inzwischen widerlegten Annahme, ein Muskelzuwachs würde den Athleten unbeweglich, steif und langsam machen.

Akzentverschiebung vom Kraft- zum Muskeltraining

Diese begründeten und unbegründeten Vorbehalte gegenüber einem möglichen Muskelaufbau als Folge des Krafttrainings haben dazu geführt, dass die sportwissenschaftliche Auseinandersetzung mit dem Thema Krafttraining zunächst ausschließlich unter einem Aspekt stattfand, nämlich der Suche nach Trainingsmethoden zur Steigerung der Kraft bei gleichzeitiger *Minimierung* eines unerwünschten Muskelzuwachses. Mit Blick auf den Wettkampf- und insbesondere den Leistungssport war diese Ausrichtung natürlich konsequent und die Bezeichnung „*Kraft*training" damit auch völlig angemessen.

Parallel dazu gewann jedoch ein Sportsegment immer mehr an Bedeutung, bei dem das genaue Gegenteil im Mittelpunkt des Interesses stand. Seit den 1960er Jahren nahm die Zahl der Vereine, in denen auch Krafttraining betrieben wurde, stetig zu. Hinzu kommt eine wachsende Zahl privater, meist kommerzieller Sportanbieter, die ein Maschinen- und/oder Hanteltraining offerieren. Wie empirische Erhebungen gezeigt haben, geht es den meisten Kunden von Fitnessstudios um das genaue Gegenteil des o.g. Trainingsziels. Bedingt durch einen modernen Lebensstil, der mit Bewegungsarmut und dadurch bedingter Muskelatrophie einhergeht, trainieren die meisten Menschen dort, um ihre atrophierte Muskulatur wieder aufzubauen bzw. aus ästhetischen Gründen eine ausgeprägte Muskulatur zu entwickeln. Kraftsteigerungen hingegen sind dabei in der Regel nur eine eher unwichtige Begleiterscheinung des Muskelaufbaus, nicht aber sein eigentlicher Zweck.

Hinzu kommt die Tatsache, dass sich auch im Wettkampf- und Leistungssport die Erkenntnis durchsetzte, dass Kraftsteigerungen ohne Muskelzuwachs nur durch eine verbesserte intra- und intermuskuläre Koordination, und damit nur in sehr begrenztem Umfang möglich sind. Durch ein Muskelaufbautraining dagegen lassen sich enorme Kraftsteigerungen erzielen. Deshalb ging man dazu über, regelmäßige Trainingsabschnitte einzuplanen, in denen ein gezieltes Muskelaufbautraining absolviert wird. Durch dieses Umdenken im Wettkampf- wie im Leistungssport sowie im Bereich des breitensportlichen Krafttrainings entstand eine sehr große Nachfrage nach geeigneten Trainingsmethoden für ein Muskelaufbautraining.

„Krafttraining" erfreut sich offenbar einer enormen Beliebtheit und Verbreitung, wie die Mitgliedszahlen der Fitnessstudios nahe legen. Allein in Deutschland trainieren neuesten Untersuchungen zufolge etwa sieben Millionen Menschen in den rund 6.000 Fitness-Studios. Doch wie viele von ihnen betreiben tatsächlich ein „Krafttraining" im eigentlichen Sinne, nämlich ein Trainingsprogramm, dessen primäres Ziel die Vergrößerung der Kraft oder ihrer unterschiedlichen Erscheinungsformen ist? Eine aktuelle Befragung der dort Trainierenden zeigt, dass es in fast allen Fällen dabei nicht um Krafttraining geht, sondern um ein Muskeltraining, d.h. Ziel des Trainings ist eben nicht in erster Linie eine Kraftsteigerung, sondern vielmehr der Erhalt der vorhandenen Muskulatur oder ihre Vergrößerung. Dies geschieht aus den unterschiedlichsten Motiven heraus: Kompensation oder Prävention von Haltungsschwächen, muskulären Dysbalancen, Muskelschwächen (vor allem im Bereich des Rückens) usw. Darüber hinaus spielen ästhetische Motive eine große Rolle sowie die Verbesserung des allgemeinen Wohlbefindens. Ein Aspekt hingegen spielt als ausdrückliches Ziel so gut wie überhaupt keine Rolle: Die Kraft. Eine Steigerung der Kraft wird in der Regel als angenehme Begleiterscheinung des Trainings bzw. als Indiz für die Wirksamkeit der Trainingsmaßnahmen gesehen, ist aber in den allerwenigsten Fällen das eigentliche Ziel.

Festzuhalten bleibt also: Was gemeinhin als „Krafttraining" bezeichnet wird, – so zeigen es die aktuellen Erhebungen – ist in der Mehrzahl der Fälle kein Kraft-, sondern ein *Muskel*training. Egal, ob es darum geht, einen rückgebildeten Muskel wieder aufzubauen, zusätzliche Muskelmasse zu entwickeln, um einem bestimmten ästhetischen Ideal nachzueifern oder um ein gezieltes Ausgleichen von Muskeldysbalancen – in allen Fällen ist es die Muskulatur, die aufgebaut werden soll, nicht die Kraft. Interessant ist in diesem Zusammenhang auch die Tatsache, dass es zwar möglich ist, die Kraft zu vergrößern, ohne dabei an Muskelmasse zuzunehmen, nämlich durch eine verbesserte intra- und intermuskuläre Koordination. Ein Muskelzuwachs hingegen geht immer mit einer Kraftsteigerung einher.

Der Begriff „Krafttraining" als Sammelbegriff für alle Formen des Widerstandstrainings ist in vielen Fällen unangemessen und irreführend. Während es beim Olympischen Gewichtheben und einigen anderen Trainingsformen tatsächlich um ein Training der Kraft geht, steht bei vielen anderen Formen des „Krafttrainings" eindeutig das Training der Muskulatur im Vordergrund. Bei den meisten dieser Trainingsformen spielt die Kraft dabei überhaupt keine Rolle als ausdrückliches Trainingsziel, sondern ist allenfalls ein Indikator für den Erfolg der Trainingsbemühungen oder eine Größe zur Berechnung der relativen Trainingsintensität und damit der zu verwendenden Trainingsgewichte für die jeweilige Trainingsmethode.

Genauer wäre es, zwischen Krafttraining und Muskeltraining zu differenzieren. Bei allen Trainingsformen, bei denen es um ein Training der Muskulatur geht, um eine Hypertrophie herbeizuführen oder eine Atrophie zu verhindern, sollte entsprechend auch von einem Muskeltraining gesprochen werden, während bei einem Training der Kraft die Bezeichnung Krafttraining auch völlig angemessen ist.

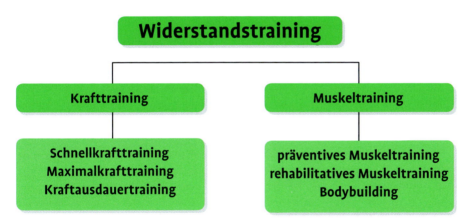

Kategorisierung des Kraft- und Muskeltrainings

Diese notwendige begriffliche Differenzierung trägt außerdem dazu bei, Missverständnisse im Bezug auf die Angemessenheit oder Sinnhaftigkeit des Kraft- bzw. Muskeltrainings zu vermeiden.

„Krafttraining" für Kinder und Jugendliche?

Eines dieser Missverständnisse besteht darin, dass „Krafttraining" für Kinder und Jugendliche vor der Pubertät noch immer als völlig ungeeignet gilt. Dies ist auf zwei unterschiedliche Gründe zurückzuführen: Zum einen ging man davon aus, dass die Muskulatur erst mit dem Vorliegen der entsprechenden hormonellen Voraussetzungen frühestens ab der ersten puberalen Phase in der gewünschten Weise auf Trainingsreize reagiert, zum anderen hielt man ein „Krafttraining" für gefährlich, solange die Wachstumsfugen noch nicht geschlossen und die Knochen sowie der gesamte Bewegungs- und Halteapparat noch entsprechend anfällig sind.

Und genau an dieser Stelle ist eine Differenzierung zwischen Kraft- und Muskeltraining unerlässlich, denn während man inzwischen weiß, dass ein gewisses Maß an Hypertrophie der Muskulatur sich durchaus auch schon vor der ersten puberalen Phase erzielen lässt, insbesondere dann, wenn bei Trainingsbeginn eine Atrophie vorlag, der Muskel also nicht entwicklungsgemäß ausgebildet war, ist nach wie vor unstrittig, dass von der Verwendung höchster Widerstände, die z. B. beim Maximalkrafttraining zur Anwendung kommen, eine besondere Gefährdung für den noch nicht ausgereiften Bewegungs- und Halteapparat von Kindern und Jugendlichen ausgeht. Ein Muskeltraining mit submaximalen Intensitäten hingegen ist bei sachgemäßer Durchführung völlig unproblematisch. Hinzu kommt außerdem, dass bei einem Muskeltraining, welches zum Ziel hat, eine Hypertrophie des Muskels herbeizuführen bzw. eine bestehende Atrophie des Muskels zu überwinden, mit der Zunahme des Muskelquerschnitts zwangsläufig auch die Maximalkraft sowie alle anderen Krafteigenschaften zunehmen. Ein Training der Maximalkraft ist bei Kindern und Jugendlichen daher weder erforderlich noch sinnvoll, während ein altersgemäßes Muskeltraining unbedenklich ist und zahlreiche Möglichkeiten zur Überwindung einer bestehenden Muskelatrophie bietet.

Betrachtet man die Klagen über die zunehmende Zahl der Schülerinnen und Schüler mit Übergewicht und/oder Haltungsschwächen, so könnte eine naheliegende Forderung darin bestehen, ein regelmäßiges Muskeltraining mit einem nach Schwierigkeitsgraden differenzierten Angebot an Übungen zu einem festen Bestandteil des Sportunterrichts zu machen. Dass ein solches Training eine gesundheitsfördernde Wirkung haben könnte, steht wohl außer Frage. Der eigentliche Vorteil der Wirkung eines Muskeltrainings geht jedoch weit über den reinen Trainingseffekt hinaus.

Besondere pädagogische Chancen eines Muskeltrainings im Schulsport

Abgesehen von seiner gesundheitsfördernden Wirkung, bieten sich bei einem Muskeltraining Möglichkeiten, die unter pädagogischen Gesichtspunkten ausgesprochen positiv zu bewerten sind.

Ein Muskeltraining vermittelt in besonderer Weise all jene Erfahrungen, die der Sportunterricht den Schülern nahe bringen soll. Dadurch, dass sich eine Verbesserung der muskulären Leistungsfähigkeit wesentlich schneller realisieren lässt als alle anderen Formen der physiologischen Adaptation (schneller als eine Verbesserung der Ausdauer, Schnelligkeit, Beweglichkeit usw.) erhalten die Schüler eine direktere und unmittelbarere Rückmeldung über den Erfolg ihrer Anstrengungen als bei anderen Trainingsformen. Anders als bei einer Belohnung durch eine positive Zensur oder eine negative Rückmeldung in Form einer schlechten Zensur am Ende des Schuljahres, erfolgt die Rückmeldung beim Muskeltraining bereits nach wenigen Einheiten. Das besondere an dieser Rückmeldung besteht darin, dass sie nicht (nur) in Form einer mündlichen oder schriftlichen Leistungsbeurteilung erfolgt wie in den anderen schulischen Kontexten. Vielmehr erleben die Schüler die Erfolge ihrer Anstrengungen direkt am eigenen Körper. Dass es sich dabei um eine Lernerfahrung von besonderer Qualität handelt, liegt auf der Hand. Nicht umsonst wird etwas als besondere Erfahrung bewertet, wenn man es *am eigenen Leib erfährt*. Der Rückgang einer Muskelatrophie oder gar die Hypertrophie der Muskulatur als Konsequenz des Trainings ist eine Rückmeldung, die an und in ihrem Körper stattfindet und es den Schülern ermöglicht, die Erfolge ihrer Anstrengungen im besten Sinne des Wortes „begreifen" zu können. Eine bessere Grundlage für die in allen Lehrplänen geforderte Motivation zum möglichst lebenslangen Sporttreiben ist kaum denkbar.

Diese Erfahrung „am eigenen Leib" ist eine äußerst wichtige Primärerfahrung, die Schülern verdeutlicht, dass es sich lohnt, systematisch zu trainieren, sich also selbst systematisch zu belasten. Diese Erfahrung ist nicht nur wichtig im Bezug auf Sport, sondern geht weit über den sportlichen Bereich hinaus. Sie umfasst eine verallgemeinerbare Komponente, nämlich die Erfahrung gemacht zu haben, dass es sich lohnt, auf ein bestimmtes Ziel hin systematisch und kontinuierlich zu arbeiten, auch wenn dies mit Anstrengungen verbunden ist. Diesen Zusammenhang zu thematisieren und den Schülern bewusst zu machen, ist eine wesentliche Voraussetzung für den pädagogischen Nutzen des Muskeltrainings im Rahmen des Schulsports.

Dabei gilt festzuhalten: Es geht hier nicht um ein Krafttraining, sondern um ein Muskeltraining. Diese Unterscheidung ermöglicht nicht nur einen differenzierten Umgang mit der Thematik, sondern beugt auch vermeidbaren Missverständnissen vor.

Muskeltraining – ein Thema für den Schul- und Vereinssport?

Muskeln sind die Motoren einer jeden Bewegung. Ohne sie kann keine Bewegung stattfinden. Die Muskelkraft wird daher zu Recht auch als eine „zentrale Dimension der Motorik" (Bös et al. 2005) oder „herausragende motorische Eigenschaft" (Letzelter/Letzelter 1983) bezeichnet, da praktisch alle weiteren Eigenschaften direkt oder indirekt von ihr abhängen. Ebenso unbestritten ist, dass kaum eine Eigenschaft derart verlässlich entwickelt und weitgehend kontinuierlich verbessert werden kann wie die Muskelkraft. In einem diametralen Gegensatz zu diesen Erkenntnissen über die Bedeutung der Muskelkraft und den Möglichkeiten ihrer Entwicklung steht ihre Bewertung in Bezug auf das Training von Kindern und Jugendlichen, insbesondere im Zusammenhang mit dem Schulsport. Abgesehen von punktuellen Ansätzen zur Auseinandersetzung mit dem Thema Krafttraining (Göhner 1990; Steinmann 1990; Umbach und Fach 1990; Brodtmann und Kugelmann 1993; Gießing 2005, 2006) spielt das Thema in Bezug auf Sportunterricht praktisch keine Rolle. Es ist daher nur konsequent, dass Kugelmann und Brodtmann (1993) einem entsprechenden Themaheft der Zeitschrift *Sportpädagogik* die Frage voranstellten: „Kraft – ein Thema für den Schulsport?" Die Antwort hierauf muss auch heute noch verneint werden. Dies zeigt sich nicht nur in der Vernachlässigung des Themas in der einschlägigen Literatur, sondern vor allem auch in Erhebungen über die tatsächlichen Inhalte von Sportunterricht (vgl. hierzu: Klenk 2004), welche belegen, dass Kraft als Inhalt des Schulsports praktisch keine Rolle spielt, oder – um die Frage von Brodtmann und Kugelmann aufzugreifen – kein „Thema für den Schulsport" ist. Die Ursachen hierfür sind vielschichtig.

Zum einen ist der Aspekt des Krafttrainings unweigerlich verbunden mit dem Schlagwort *Training*, wobei der Frage, ob im Schulsport trainiert werden sollte, oft mit großer Skepsis begegnet wurde und z. T. noch immer begegnet wird. Hildenbrandt (1981, 12–18) konnte überzeugend darlegen, wie Training im Sportunterricht sinnvoll realisiert werden kann. Ein Problem bei der Rezeption dieses Inhalts bestand jedoch darin, dass Training sehr häufig als eine Methodik der sportlichen Leistungsmaximierung betrachtet und daher primär mit Wettkampf- und Leistungssport assoziiert wurde, obwohl die Etymologie dieses aus dem Englischen stammenden Begriffes diese Konnotation überhaupt nicht rechtfertigt. Mit dieser missverständlichen Interpretation und Assoziation des Begriffes Training erklärt Hildenbrandt (2001, 86) die zunächst ablehnende Haltung vieler Pädagogen gegenüber Training als Inhalt des Schulsports:

„Gerade diese Fixierung an den Hochleistungssport machte den Begriff für viele Sportpädagogen und Motologen verdächtig. Ein Stück weit ist dies aus dem allgemeinen Sprachgebrauch auch zu verstehen. Ziele und Verfahren des systematischen Trainings scheinen ihnen zutiefst unpädagogisch und weder didaktisch noch methodisch legitimierbar zu sein. Training steht für sie synonym mit rigider Steuerung von außen, bedeutet in ihren Augen bedingungslose Unterwerfung unter die Zwänge eines Prinzips und die Direktiven eines Trainers. So entwickeln sie eine starke Abneigung, sich in der Rolle eines Trainers zu sehen. Wir sollten uns den Blick jedoch nicht trüben lassen. In intentionalen pädagogischen Zusammenhängen jedenfalls ist Trainieren so repressiv oder so befreiend wie Lernen und Lehren oder Üben. Hier wie da kommt es ganz auf das Können, Wissen und Geschick der Lehrenden an, ob das angewendete Verfahren glückt oder misslingt."

In dem hier angesprochenen Problem der Verantwortungsübertragung sieht Lange (2004) eine besondere pädagogische Brisanz, da mit ihr die Gefahr einer Fremdbestimmung verbunden ist, die dem Ziel der Erziehung der Schüler zu mündigen Individuen entgegenzustehen scheint. Auch Ehni (2000, 265) verweist auf diese Abhängigkeiten und Fremdbestimmungen als mögliche Ursache „warum das Training den Pädagogen, die ja Mündigkeit als Ziel setzen, suspekt ist. Im Trainieren der Schüler ist die pädagogische Herausforderung der Selbstbestimmung unter Fremdbestimmung erhalten wie kaum woanders. Gefragt ist hier der Lehrer in seiner Rolle als „Trainer" und „Pädagoge" in einem. Und gefragt ist hier auch das konzeptionelle Denken der Sportdidaktik."

Ein weiteres Problem sind die Erwartungen, die mit einer Einbeziehung des Trainings in den Schulsport einhergehen könnten sowie die Probleme, die dem Schulsport aus einer solchen Erwartungshaltung erwachsen könnten. Diese Befürchtung formuliert z.B. Grössing (2001, 141), der sich dafür ausspricht, „den Trainingsbegriff für den Schulsport auszusparen, damit dieser nicht mit fremden und unzulässigen Verpflichtungen versehen wird." Dieser Diskurs erinnert stark an die Positionen und Argumente, die im Zusammenhang mit der Frage einer Gesundheitsförderung durch Schulsport diskutiert werden. Auch hier wird einerseits gern darauf verwiesen, welche salutogenetischen Effekte sich durch Sporttreiben erzielen lassen und dieser Hinweis ist angesichts der beunruhigenden Erkenntnisse über die geringe körperliche Leistungsfähigkeit vieler Schüler durchaus berechtigt. Naul (2005) bezeichnet Bewegungsmangel und Übergewicht in Anlehnung an Klafkis *zeitgemäße Allgemeinbildung und kritisch-konstruktive Didaktik* gar als ein „epochaltypisches Schlüsselproblem" unserer Gesellschaft und diskutiert den Beitrag, den Bewegung, Spiel und Sport zur Bewältigung dieses Problems leisten können.

Insbesondere in einer Zeit, in der aufgrund von Mittelkürzungen im Bildungsbereich alle Unterrichtsfächer zwangsläufig in einem Legitimationswettschreit miteinander stehen, sollte der mögliche Beitrag des Schulsports hierzu nicht außer Acht gelassen werden.

Andererseits verwahrt man sich zu Recht dagegen, dem Schulsport die Aufgabe als „Kompensationsinstanz für Gesundheitsdefizite" zuweisen zu lassen (vgl. z.B. Balz 1995; Schierz 1996, 425–430; Brodtmann 1996, 6–11; Brodtmann 1998, 413–421). Doch auch in diesem Zusammenhang muss man differenzieren, denn obgleich der Sportunterricht nicht zur Kompensationsinstanz für andernorts verschuldete Defizite werden darf, sollte die gesundheitsfördernde Potenz des Schulsports jedoch nicht generell negiert werden, nur um sich vor unangemessenen Forderungen zu verwahren. Erinnert sei in diesem Zusammenhang an die Diskussion des Begriffes „Gesundheitssport" und seiner Unterteilung in die drei Modelle Risikofaktorenmodell, Bewältigungsmodell und Gesundheitsresourcenmodell.

Diese Diskussion tangiert zwangsläufig auch die Debatte um ein Training im Schulsport, denn wenn auf die gesundheitsfördernden Effekte des Schulsports verwiesen wird, „ist dabei eigentlich immer auch ein Argument für Training mit im Spiel, denn inzwischen wissen wir, dass eine positive Beeinflussung der Gesundheit der Schüler tatsächlich nur mit Hilfe gezielt eingesetzter Trainingsmethoden zu verwirklichen ist" (Frey und Hildenbrandt 1988, 451).

Die körperliche Leistungsfähigkeit von Kindern und Jugendlichen

Die körperliche Leistungsfähigkeit von Kindern und Jugendlichen in Deutschland ist seit einiger Zeit Gegenstand diverser Untersuchungen und einer kontroversen Diskussion hierüber (vgl. Thiele 1999, 141–149). Die Ergebnisse sind in der Tendenz weitgehend einheitlich.

In weiten Bereichen ist ein Rückgang der körperlichen Leistungsfähigkeit von Kindern und Jugendlichen festzustellen, wenn aktuelle Befunde mit denen aus früheren Untersuchungen verglichen werden. Insbesondere beim Vergleich von Daten, die vor rund 30 Jahren erhoben wurden, ergeben sich „Verschlechterungen in verschiedenen Dimensionen von bis zu 20%" (Bös et al. 2002, 18). Bemerkenswert ist überdies der hohe Anteil von 9,6% adipösen und 6,0% krankhaft adipösen Grundschülern (Bös et al. 2002, 10). Zu fast dem gleichen Ergebnis kommt auch Wabitsch (1999, 13) mit einem Anteil von 10% bis 16% adipösen ABC-Schützen. Hauner (1999, 7) beziffert den Anteil adipöser Personen an der Gesamtbevölkerung auf 20% und Hollmann und Hettinger (2000) ermittelten unter den 8- bis 18-jährigen mehr als 30% Übergewichtige, was einer Verdopplung des Anteils seit 1976 entspricht.

Dordel (2000, 346) verweist darauf, dass beim Vergleich aktueller und früherer Testergebnisse zwar „Leistungseinbußen in allen Bereichen motorischer Beanspruchung" nachzuweisen sind. Gleichzeitig gebe es heute jedoch auch eine ganze Reihe *besserer* Ergebnisse als noch vor zehn Jahren. Dies ist ein ganz wesentlicher Aspekt, der keinesfalls vernachlässigt werden darf. In vielen Untersuchungen lässt sich nämlich beim Vergleich aktueller Werte mit früher erhobenen einerseits zwar eine Tendenz zu schlechteren motorischen Leistungen erkennen, die aktuellen Durchschnittswerte hingegen unterscheiden sich meist nicht wesentlich von älteren Durchschnittswerten (vgl. Dordel 2000, 341–349). Eine Erklärung für diesen scheinbaren Widerspruch ist darin zu sehen, dass häufig nicht nur bei den unterdurchschnittlichen Leistungen eine Zunahme zu verzeichnen ist, sondern ebenso bei den *über*durchschnittlichen. Dieses mehrfach zu beobachtende Phänomen wurde besonders deutlich in der Untersuchung von Rusch/Irrgang (2002, 5–10), die beim Vergleich der Daten von 1995 und 2001 einen geringfügigen Anstieg der Mittelwerte auf einem niedrigen Niveau feststellten, was sich aus einer „zweigipfeligen Verteilung" ergebe, bei der einerseits die Zahl der Schüler mit besseren Leistungen anstieg, andererseits aber auch die Anzahl der Schüler mit schwächeren Leistungen deutlich zunahm. Dieses „Auseinanderdriften der Leistungen von guten und schlechten Schülern" (Rusch und Irrgang 2002, 9) lässt sich aus den Ergebnissen mehrerer Untersuchungen ablesen, auch wenn nicht alle Studien aufgrund des Untersuchungsdesigns oder der Stichprobengröße nicht den Anspruch erheben, allgemeingültige Ergebnisse und Schlussfolgerungen liefern zu können.

> **Verglichen mit früheren Werten, weisen viele Schüler heute eine geringere körperliche Leistungsfähigkeit auf. Gleichzeitig sind einige der leistungsfähigen Schüler noch stärker geworden.**
> **Dies macht ein hohes Maß an Binnendifferenzierung im Sportunterricht notwendig.**

Rückgang der Kraftwerte von Kindern und Jugendlichen

Die Tendenz einer Abnahme der Muskelkraft bei Kindern und Jugendlichen war in diversen Studien zu beobachten. Weineck et al. (1997) stellten bei 75% der untersuchten Erstklässler eine unterentwickelte Bauchmuskulatur fest. Rusch und Irrgang (2002, 7) fanden Verschlechterungen bei der Kraftübung Halten im Hang, Dordel (2000, 347) berichtet in ihrer Auswertung verschiedener Studien von abnehmenden Leistungen beim Halten im Hang bzw. bei Klimmzügen.

Laut Rusch und Weineck (1998) schafften bei einem nicht-standardisierten Großtest in Bayern 62% aller 10- 12-jährigen Mädchen und 46% der gleichaltrigen Jungen *keinen einzigen* Klimmzug. Bei 23% der Mädchen und 44% der Jungen lag außerdem eine Bauchmuskelabschwächung vor.

Die WIAD-Studie (2003) bestätigt diese Ergebnisse auf einer breiten repräsentativen Basis. Auch hier lässt sich die abnehmende körperliche Leistungsfähigkeit der Kinder und Jugendlichen auch für die Kraftwerte nachweisen, und zwar bei Jungen und Mädchen gleichermaßen (WIAD 1003, 14). Besonders deutliche Defizite im Kraftbereich sind bei Mädchen festzustellen, die unterdurchschnittlich wenige Sportstunden erhalten sowie bei Mädchen, die keinen Vereinssport treiben (WIAD 2003, 25–26).

Leistungsfähigkeit der Muskulatur als ein Aspekt körperlicher Fitness

Die Verbreitung von Haltungsschwächen und –schäden bei Kindern und Jugendlichen hat dazu geführt, dass der Leistungsfähigkeit der Muskulatur in der aktuellen Gesundheitsdiskussion mehr Aufmerksamkeit entgegengebracht wird (vgl. hierzu: Köstermeyer et al. 2003; Ludwig et al. 2003; Winchenbach 2003). Die Bedeutung einer abgeschwächten Muskulatur für das Auftreten einer Haltungsschwäche ist seit längerem bekannt. Als typische Symptome gelten Beckenkippung und Hyperlordose, deren Auftreten dadurch erklärt wird, dass Bauch- und Gesäßmuskulatur nicht die notwendige Kraft entfalten, um die erforderliche Beckenstabilität zu realisieren. Eine Abschwächung der Bauch- und Gesäßmuskulatur führt zur Vorkippung des Beckens, wodurch die Wirbelsäule nach vorn gezogen wird. Verstärkt wird diese Kippbewegung durch eine Verkürzung des Musculus iliopsoas. Die Abkippung des Kreuzbeins sowie die daraus resultierende Vorneigung im lumbosacralen Bereich bewirken eine Lendenlordose. So kommt es zum Hohlkreuz (vgl. Ludwig et al. 2003, 165). Als Ausgleich dieser Fehlhaltung kommt es zu einer weiteren Fehlhaltung. Der Oberkörper wird zurückgeneigt, um die durch das Hohlkreuz entstandene Vorneigung auszugleichen. Bei gleichzeitiger Verkürzung der Brustmuskulatur, wie sie häufig bei Personen mit sitzender Tätigkeit (dazu gehören leider auch viele Schüler) festzustellen ist, wird der Schultergürtel nach vorn gezogen und es kommt zur Bildung einer Brustkyphose und eines Rundrückens (vgl. Ludwig et al. 2003, 165).

Inzwischen konnte in verschiedenen Studien gezeigt werden, dass moderate körperliche Aktivität und *eine gut trainierte Rückenmuskulatur* einen „bedeutenden Schutzfaktor vor Rückenschmerzen" bieten (Köstermeier et al. 2003, 180).

In einer Untersuchung von Ludwig et al. (2003, 168) wurde deutlich, dass es zur Prävention bzw. Behebung von Haltungsschwächen nicht ausreicht, lediglich die Bauchmuskulatur zu trainieren. Sie postulieren vielmehr „Kräftigungsübungen für Bauch-, Gesäß- und Rückenmuskulatur", wodurch bei allen Probanden eine deutliche Haltungsverbesserung zu verzeichnen gewesen sei, während die nicht-trainierende Kontrollgruppe keine Verbesserungen der Haltung aufwies.

Einen weiteren wichtigen Hinweis liefert die Arbeit von Winchenbach (2003). Darin wurde der Zusammenhang zwischen den Kraftwerten der Bauch-, Rücken- und Hüftbeugemuskulatur einerseits und der Körperhaltung anderseits überprüft, da in der Literatur uneinheitliche Aussagen hierzu bestehen. Einige Studien hatten einen Zusammenhang zwischen Kraftfähigkeiten und Haltung festgestellt, während ein solcher Zusammenhang in anderen Untersuchungen nicht nachzuweisen war. Auch Winchenbach (2003) fand lediglich niedrige Korrelationen zwischen den Kraftwerten und dem Haltungsindex nach Fröhner (1988) und verweist auf eine Erklärung, die schon von Wiemann et al. (1998) angeführt wurde: Der Zusammenhang zwischen Haltung und Kraft auf muskelphysiologischer Ebene wird ganz entscheidend beeinflusst durch die Titinfilamente, welche die Muskelspannung regulieren. Durch Muskelhypertrophie kommt es zur erhöhten Ruhespannung, während Muskelatrophie die Ruhespannung des betreffenden Muskels reduziert. Deshalb droht bei ungleicher Muskelentwicklung innerhalb eines Antagonistenpaares eine neuromuskuläre Dysbalance (Winchenbach 2003, 174). Entscheidend ist also nicht so sehr die Maximalkraft der Muskulatur, sondern vielmehr ein ausreichender Muskelquerschnitt.

Für die Praxis bedeutet dies, dass die Prävention von Haltungsschwächen ganz entscheidend davon abhängt, ob es gelingt, eine Atrophie der Haltemuskulatur zu verhindern. Bei einer bereits bestehenden Atrophie gilt es, eine Muskelhypertrophie im Einklang mit dem jeweiligen Antagonisten zu induzieren.

Festzuhalten bleibt also:

> **Ein gesundheitsorientiertes Muskeltraining ist kein *Maximal*krafttraining, sondern ein gezieltes und ausgewogenes *Muskelaufbau*training.**

Mehrperspektivischer Unterricht

Ein weiterer aktueller Aspekt der sportdidaktischen Diskussion ist die Forderung nach einem mehrperspektivischen Sportunterricht, der neben dem bereits diskutierten Aspekt der Gesundheitsförderung die pädagogischen Perspektiven *Leistung, Körpererfahrung, Kooperation, Gestaltung* und *Wagnis* berücksichtigt (Kurz 1995).

Beim gesundheitsorientierten Muskeltraining ist der Begriff *Leistung* so zu verstehen, dass es nicht darum geht, schwere oder schwerste Lasten zu bewegen, sondern vielmehr darum, sich bei der Ausführung der jeweiligen Übungen kontinuierlich zu steigern und die individuelle Leistungsfähigkeit zu verbessern. Wichtig ist dabei auch, dass die Schüler gemeinsam nach der Verbesserung ihrer individuellen Leistungsfähigkeit streben. Dabei kommt es nicht darauf an, besser zu sein als die Klassenkameraden. Die Schüler stehen daher auch nicht in Konkurrenz zu ihren Mitschülern, sondern versuchen alle gemeinsam sich zu verbessern.

Ein gesundheitsorientiertes Muskeltraining vermittelt direkter und unmittelbarer als andere Trainingsformen die Auswirkungen eines sportlichen Trainings auf den eigenen Körper. Trainingswirkungen stellen sich bei einem Krafttraining sehr viel schneller ein als etwa bei einem Ausdauer- oder gar Beweglichkeitstraining. Die Schüler erhalten eine schnelle und direkte Rückmeldung über die Auswirkungen ihrer sportlichen Bemühungen. Diese *Körpererfahrung* ist eine wichtige Primärerfahrung, die der theoretischen Vermittlung dieses Zusammenhangs weit überlegen ist.

Obwohl die Schüler beim Muskeltraining die Steigerung der jeweils eigenen Leistungsfähigkeit im Auge haben, ist *Kooperation* hierbei ein sehr wichtiger Aspekt. Dabei ist nicht nur das Miteinander von Schülern und Lehrer gemeint, sondern vor allem die Tatsache, dass die Schüler dabei angehalten sind, sich gegenseitig beim Erreichen ihrer Ziele zu unterstützen. Dazu gehört z. B. Hilfestellung geben bei bestimmten Übungen oder Rückmeldungen über das korrekte oder nicht korrekte Ausführen der Übungen.

Gestaltung umfasst beim Muskeltraining nicht nur die Gestaltung und Ausführung eines Trainingsprogramms, sondern durch die Möglichkeit zur Gestaltung des eigenen Körpers durch den gezielten Abbau von körperlichen Schwächen auch eine semiotische Komponente (vgl. Gießing & Hildenbrandt 2005).

Beim gesundheitsorientierten Muskeltraining muss stets aufs Neue auch wieder das *Wagnis* eingegangen werden, sich an die eigenen Grenzen heranzuwagen, neue Übungen auszuprobieren und zu bewältigen versuchen. Dabei gilt es immer wieder zu betonen, dass mit dem Herantasten an Grenzen keine maximalen Belastungen gemeint sind, sondern die Steigerung der Wiederholungszahlen bei korrekter Übungsausführung.

Auch unter dem Gesichtspunkt des mehrperspektivischen Unterrichts hat ein gesundheitsorientiertes Muskeltraining einiges zu bieten, wobei die beiden pädagogischen Perspektiven Gesundheitsförderung und Körpererfahrung besonders zu erwähnen sind.

Die hier genannten Vorzüge stehen im Gegensatz zu den z. T. noch immer verbreiteten Vorbehalten des Krafttrainings bei Heranwachsenden.

Sicherheit und Nutzen von Krafttraining bei Kindern und Jugendlichen

Ein wesentlicher Grund für die Vorbehalte gegenüber einem Krafttraining als Inhalt des Schulsports ist darin zu sehen, dass man es lange Zeit als wirkungslos für Heranwachsende hielt und Krafttraining als potenziell gesundheitsgefährdend in präpubertären und pubertären Altersstufen galt.

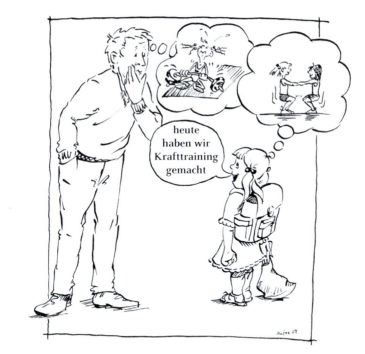

Zum einen ging man davon aus, dass in präpubertären Entwicklungsphasen ein wirksames Muskeltraining aufgrund eines in diesen Phasen für ein Muskelwachstum zu niedrigen Androgenspiegels nicht möglich sei, zum anderen bestand die Befürchtung, dass Krafttraining Schäden an Knochen, Bändern, Sehnen und Muskulatur hervorrufen könnte. Die American Academy of Pediatrics veröffentlichte 1983 eine Empfehlung, in der man von Krafttraining in präpubertären Entwicklungsphasen abriet und sich auf die o.g. Begründungen sowie einschlägige Untersuchungen berief (AAP 1983, 157–161).

Die Studien, auf die sich die American Academy of Pediatrics bei ihrer ablehnenden Empfehlung berief, waren die von Kirsten (1963), der keinerlei positiven Effekt eines Krafttrainings bei elf- bis zwölfjährigen Jungen und Mädchen feststellen konnte nachdem er diese 15 Wochen lang jeweils fünfmal pro Woche *eine maximale* Muskelkontraktion der Rückenextensoren hatte ausführen lassen sowie die Untersuchung von Vrijens (1978), der zehn- bis elfjährige Jungen acht Wochen lang dreimal pro Woche einen Satz von acht bis zwölf Wiederholungen ausführen ließ und keine Verbesserungen verzeichnen konnte.

Westcott (1979, 31–33) hingegen berichtet von einer durchschnittlichen Kraftsteigerung um 23% nach nur zehn Trainingseinheiten bestehend aus jeweils drei Sätzen verschiedener Übungen.

Auch Glanskby und Gregor (1981, 3–6) fanden Kraftsteigerungen zwischen zehn und 20% bei 14jährigen Schwimmern, die während der Wintersaison dreimal pro Woche zwei Sätze von mehreren Übungen trainierten.

Dies verdeutlicht, dass bereits zu dem Zeitpunkt, zu dem die AAP ihre ablehnende Stellungnahme formulierte, der Forschungsstand weniger eindeutig war als es auf den ersten Blick scheint.

Zahlreiche spätere Untersuchungen bestätigten dann die von Westcott und Glanskby/ Gregor festgestellten Möglichkeiten der Kraftsteigerung auch bei Heranwachsenden sowohl während pubertärer als auch präpubertärer Entwicklungsphasen (Pfiefer und Francis 1986; Sewall und Micheli 1986; Weltman et al. 1986; Diekmann und Letzelter 1987; Sailors und Berg 1987; Siegel et al. 1989; Mersch und Stoboy 1989; Häkkinen et al. 1989; Ramsey et al. 1990; Steinmann 1990; Faigenbaum et al. 1993; Ozmun et al. 1994; Faigenbaum et al. 1995; Ban-Pilarella 1995; Falk und More 1996; Reuter und Buskies 2001), wohingegen lediglich in zwei Studien keine Leistungssteigerungen festzustellen waren (Docherty et al. 1987; Isaacs und Pohlman 1995).

Diese Erkenntnisse führten dazu, dass die American Pediatric Society im Jahr 2001 ihre ursprüngliche Position revidierte und ausdrücklich betonte, dass ein sorgfältig strukturiertes und fachkundig angeleitetes Muskeltraining die Muskelkraft von Kindern und Jugendlichen wirksam steigern kann (AAP 2001, 1470).

Auch die Befürchtungen bezüglich möglicher Verletzungen und Schädigungen durch Krafttraining in diesem Alter konnten inzwischen relativiert werden. Lediglich Weltman (1986, 632) berichtet von einer durch das Krafttraining hervorgerufenen Verletzung eines seiner 26 jugendlichen Probanden während des Untersuchungszeitraums im Vergleich zu sechs Verletzungen, die sich seine Probanden im gleichen Zeitraum durch „Aktivitäten des täglichen Lebens" zuzogen. Verglichen mit anderen sportlichen Aktivitäten liegt die Verletzungsrate durch Krafttraining auffallend niedrig. Risser et al. (1990) befragten 354 Schülerinnen und Schüler einer High School retrospektiv über Verletzungen durch Krafttraining und ermittelten eine Verletzungsrate von 0,082 Verletzungen pro Jahr. Brady et al. (1986) fanden 43 auf Krafttraining zurückzuführende Verletzungen bei 80 High School-Schülern innerhalb von vier Jahren, was einer Verletzungsrate von 0,538 pro Jahr entspricht.

Ein gesundheitsorientiertes Muskeltraining mit submaximalen Gewichten wird von Heranwachsenden nicht nur gut toleriert, sondern hat aufgrund seiner positiven Auswirkungen auf die Muskelerhaltung und -entwicklung sogar ein schützendes Potenzial.

Henja et al. (1982) konnten zeigen, dass nicht nur die Erholungszeit nach sportlichen Anstrengungen, sondern auch die Verletzungsrate von Leichtathleten im High School-Alter sich signifikant reduzieren lassen, wenn ein altersgerechtes und angeleitetes Krafttrainingsprogramm absolviert wird. Die Verletzungsrate lag in der Krafttrainingsgruppe bei 26,2% während sie in der Kontrollgruppe, die nicht mit Gewichten trainierte, bei 72,4% lag. Die durchschnittliche Erholungszeit nach einer Verletzung betrug in der Kontrollgruppe 4,82 Tage, während sie in der Krafttrainingsgruppe nur bei 2,02 Tagen lag.

Cahill und Grifith konnten bereits 1978 zeigen, dass die Häufigkeit und Schwere von Knieverletzungen bei Jugendlichen im High-School-Alter wettkampfmäßig American Football spielten, signifikant reduziert werden kann, wenn während der Saisonvorbereitung ein allgemeines Kräftigungsprogramm absolviert wurde, das auch ein spezielles Krafttraining umfasste.

Eine detaillierte Übersicht aller wissenschaftlichen Studienergebnisse zum Muskeltraining mit Kindern und Jugendlichen findet sich in Fröhlich/Gießing/Strack (2011).

> **Im Gegensatz zur früher verbreiteten Annahme ist ein altersgerechtes Muskeltraining bei Kindern und Jugendlichen bei sorgfältiger Anleitung und Betreuung wirksam und gesundheitlich unbedenklich.**

In diesem Zusammenhang gilt es noch einmal ganz klar zu differenzieren zwischen einem gesundheitsorientierten Muskeltraining, welches auf eine gleichmäßige und altersentsprechende Entwicklung der Muskulatur ausgerichtet ist und einem klassischen Verständnis von Krafttraining als einem Training, bei dem es darum geht, maximale Lasten zu bewegen.

Der Begriff *Kraft* ist jedoch nicht gleichbedeutend mit *Maximalkraft*. Ganz im Gegensatz zum klassischen Maximalkrafttraining beim Gewichtheben und Kraftdreikampf, bei dem es ausschließlich darum geht, maximale Lasten einmal in die Höhe zu wuchten, orientiert sich das gesundheitsorientierte Muskeltraining am Hypertrophie- und Kraftausdauertraining mit sehr viel leichteren Gewichten und höheren Wiederholungszahlen.

Von einem Maximalkrafttraining wie es beim Gewichtheben und Kraftdreikampf betrieben wird, ist in präpubertären als auch in pubertären Entwicklungsstadien unbedingt *abzuraten*. Wie u. a. die Studie Brown und Kimball (1983) zeigen konnte, birgt die Ausführung maximaler Einzelwiederholungen ein deutlich erhöhtes Schädigungs- und Verletzungspotenzial. Selbst Faigenbaum et al. (2003), die zeigen konnten, dass Kinder bei Berücksichtigung verschiedener Vorsichtsmaßnahmen und Verwendung kindgerechter Trainingsgeräte Kinder selbst maximale Einzelbelastungen ohne erhöhtes Verletzungsrisiko tolerieren können, raten von einer solchen Trainingsform ab und empfehlen statt dessen die Verwendung submaximaler Gewichte und höherer Wiederholungszahlen für ein Training von Kindern und Jugendlichen.

Dieser Empfehlung ist unbedingt zuzustimmen. Gerade bei Kindern und Jugendlichen sind maximale Belastungen unbedingt zu vermeiden. Unphysiologische Trainingsreize besitzen für Heranwachsende ein wesentlich höheres Schädigungspotenzial als für Erwachsene. Die Anfälligkeit des Halte- und Bewegungsapparates ist während Wachstumsphasen besonders ausgeprägt. Sowohl Knochen, Gelenke und Knorpeln als auch Bänder und Sehnen sind bei Heranwachsenden noch nicht so zug- und druckfest wie bei Erwachsenen (Berthold & Thierbach 1981). Es liegt daher auf der Hand, dass unphysiologische Belastungen unbedingt zu vermeiden sind.

Ein Grundsatz des gesundheitsorientierten Muskeltrainings lautet daher:

> **Maximale Belastungen jeder Art sind strikt zu vermeiden.**

Schlussfolgerungen für ein gesundheitsorientiertes Muskeltraining

Aus den o.g. Zusammenhängen ergeben sich verschiedene Schlussfolgerungen:
Zum einen muss ein Muskeltraining für Kinder und Jugendliche ganz sicher anders aufgebaut sein als ein Krafttraining für Erwachsene. Ein entsprechendes Konzept wird im Folgenden dargestellt.

Da man weiß, dass eine zentrale Forderung im Zusammenhang mit einem Muskeltraining bei Kindern und Jugendlichen darin besteht, dass ihnen der Nutzen und der Aufbau eines nutzbringenden Muskeltrainings vermittelt und sie während der Ausführung entsprechend angeleitet werden, liegt auf der Hand, dass der Sportunterricht einen idealen Rahmen hierfür bieten kann. Aus der Notwendigkeit zur Vermeidung unphysiologischer Belastungen erwächst auch eine besondere pädagogische Aufgabe für die Schule, die darin besteht, die Notwendigkeit korrekter Übungsausführung nicht nur zu vermitteln, sondern auch anzuleiten und zu beaufsichtigen und gegebenenfalls entsprechend zu korrigieren.

Ein Muskeltraining vermittelt Schülern unmittelbarer als andere Trainingsformen, dass sich durch ein regelmäßiges Training die erwünschten Adaptationen einstellen. Diese Art der Erfahrung am eigenen Körper ist eine äußerst wichtige Primärerfahrung, die Schülern verdeutlicht, dass es sich lohnt, systematisch zu trainieren. Diese Erfahrung ist nicht nur wichtig im Bezug auf Sport, sondern umfasst eine verallgemeinerbare Komponente, nämlich die Erfahrung gemacht zu haben, dass es sich lohnt, für ein bestimmtes Ziel systematisch und kontinuierlich zu arbeiten.

Dieser Erfahrungs- und Lernprozess kann jedoch nur stattfinden, wenn ein dem jeweiligen Alter und Reifegrad angemessener Kraftbegriff zugrunde gelegt wird.

Notwendigkeit eines altersgerechten Kraftbegriffs

Inzwischen steht außer Frage, dass ein altersgerechtes Muskeltraining bei entsprechender Anleitung auch bei Heranwachsenden positive Resultate herbeizuführen vermag. Andererseits existieren noch immer Vorbehalte dem Krafttraining gegenüber, die auf einem überholten Kraftbegriff beruhen, der überdies auf Erwachsene ausgerichtet ist und ein Krafttraining mit dem Stemmen maximaler Lasten assoziiert. Dass diese Definition selbst für ein „Krafttraining" bei Erwachsenen nicht mehr zeitgemäß ist, konnte bereits von Zimmermann (2000) aufgezeigt werden. Dennoch wird dieser überholte Kraftbegriff noch immer auf das Training von Kindern und Jugendlichen übertragen. Wie ist es sonst zu erklären, dass die Kraft von Kindern und Jugendlichen noch immer häufig durch die Anzahl der absolvierten Klimmzüge getestet wird, wie Dordel (2000, 347) in ihrer Gegenüberstellung zahlreicher Studien zeigen konnte? Dabei weiß man doch z. B. aus der Untersuchung von Rusch und Weineck (1998), dass zwei von drei 10–12-jährigen Mädchen und rund jeder zweite gleichaltrige Junge keinen einzigen Klimmzug schaffen. Und bei selbst denjenigen, die mindestens einen Klimmzug schaffen, bewegen sich die Wiederholungszahlen in der Regel zwischen eins und drei. In dieser Altersklasse ist der so unproblematisch erscheinende Klimmzug also ganz offensichtlich eine Maximalkraftübung und daher unbedingt zu vermeiden! Diese Bedenken richten sich dabei wohlgemerkt nicht gegen die Übung an sich, sondern beziehen sich vielmehr darauf, dass in bestimmten Altersstufen die Relativkraft, also die Muskelkraft in Relation zum Körpergewicht, nicht ausreicht, um diese Übung im submaximalen Belastungsbereich durchzuführen. In der o.g. Altersstufe ist dies ganz offensichtlich entwicklungsbedingt der Fall.

Ähnliches gilt für Liegestütze. Gegen die Ausführung dieser Übung spricht ebenfalls überhaupt nichts, solange die Schüler auch in der Lage sind, mehrere Wiederholungen auszuführen. Doch in sehr vielen Klassen gibt es Schüler, die auch bei dieser Übung nur sehr wenige oder gar keine vollständige Wiederholung schaffen. So sehr man dies bedauern mag, gilt es dennoch die erforderlichen Konsequenzen zu ziehen. Abgesehen davon, dass eine Überlastung durch maximale Beanspruchung genau zu jenen unphysiologischen Belastungen gehört, vor denen immer wieder gewarnt wird, ist auch der demotivierende Aspekt des Scheiterns zu berücksichtigen. Es ist kaum damit zu rechnen, dass Schüler zu weiteren Anstrengungen angespornt werden, wenn sie an der Ausführung einer Übung, die sie nach allgemeiner Einschätzung selbstverständlich beherrschen sollten, kläglich scheitern – und das vor den Augen der Klassenkameraden. Auch wenn es natürlich wünschenswert ist, dass alle Schüler Liegestütze und Klimmzüge in der jeweils traditionellen Weise ausführen können, zeigen uns die einschlägigen Untersuchungen jedoch, dass wir in der Realität weit davon entfernt sind.

Aus diesem Grund besteht ein Grundsatz des gesundheitsorientierten Muskeltrainings im Schulsport darin, alle Übungsausführungen individuell so zu modifizieren, dass jeder Schüler in dem für ihn angemessenen *sub*maximalen Belastungsbereich übt.

Wenn die Schüler z.B. Liegestützen ausführen sollten, wäre ein Beispiel für eine entsprechende Modifikation der Übungsausführung, dass die Schüler, deren Kraft für reguläre Liegestützen noch nicht ausreicht, sich zunächst auf den Knien abstützen statt auf den Füßen (siehe Abb.) und dadurch den Widerstand soweit verringern, dass im erforderlichen submaximalen Bereich geübt werden kann:

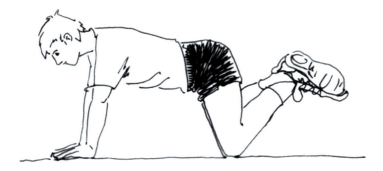

Beim Krafttraining sind submaximale Belastungen definiert als Widerstände, die mindestens sechs bis acht Wiederholungen zulassen (Martin 1979, 14; Weineck 1990, 189–19; Ehlenz et al. 1991, 10–120), Untersuchungen haben gezeigt, dass dieser Widerstandsbereich auch von Kindern und Jugendlichen erfolgreich angewandt und gut toleriert wird, wenn dabei nicht bis zur maximalen Ausbelastung gegangen wird (Steinmann 1990; Faigenbaum et al. 1996; Faigenbaum et al. 2001).

> Die Widerstandsgröße beim Muskeltraining von Kindern und Jugendlichen ist dann unbedenklich, wenn bei korrekter Technik mindestens sechs bis acht Wiederholungen der Übung möglich sind, ohne dabei bis zum ermüdungsbedingten Belastungsabbruch gehen zu müssen.

Dieser Grundsatz sollte im Sportunterricht stets berücksichtigt werden, und zwar nicht nur beim gesundheitsorientierten Muskeltraining, sondern auch bei anderen Unterrichtsinhalten, die Kraftelemente beinhalten (z. B. beim Klettern, Turnen). Dies schließt Wettbewerbe innerhalb der Klasse natürlich nicht aus, erfordert lediglich einige kleine Modifikationen. Anstelle des Wettbewerbs „Wer schafft die meisten Klimmzüge?" könnte man stattdessen fragen: „Wer kann sich im Langhang am längsten Halten?", was als Kraftausdauerübung einer submaximalen Belastungsintensität entspricht. Die Schüler, die sich besonders lange an der Stange halten können, sollten sich nach einer angemessenen Erholungsphase dann an regulären Klimmzügen versuchen. Die anderen sollten zunächst ihre Kraftausdauerleistung verbessern und erst dann zu regulären Klimmzügen übergehen. Wenn man einen Wettbewerb initiieren möchte, könnte man statt der Frage „Wer schafft die meisten Crunches?" auch fragen: „Wer schafft heute mehr Crunches als beim letzten Mal?", um zu verdeutlichen, dass es nicht darum geht, „besser" zu sein als die Klassenkameraden, sondern vielmehr darum, die *eigene* Leistungsfähigkeit zu verbessern.

Kraft im individuellen funktionalen Kontext

Hierin besteht der vielleicht wichtigste Aspekt eines altersgerechten Kraftbegriffs. Während es bei Erwachsen aufgrund der auch im Erwachsenenalter bestehenden individuellen Unterschiede zwar nicht unbedingt sinnvoll, aber zumindest unproblematisch ist, Kraft an absoluten Kraftwerten zu messen (z. B. „Wer hebt das schwerste Gewicht?"; „Wer hebt ein bestimmtes Gewicht am häufigsten?" etc.), sollte Kraft bei Heranwachsenden zum einen stets im *funktionalen* Kontext gesehen werden, d. h. im Streben danach, genügend Muskelkraft zu erlangen, um die jeweils gewünschte Bewegung möglichst fließend ausführen zu können.

Zum anderen kann ein altersgemäßer Kraftbegriff nur *individuell* definiert werden, d.h. ein Schüler, der absolut gesehen vielleicht der schwächste in seiner Klasse ist, kann – bezogen auf sein eigenes Körpergewicht – dennoch über genügend Kraft verfügen, um die Bewegungsanforderungen des Sportunterrichts problemlos zu bewältigen. Daher muss der Kraftbegriff bei Kindern und Jugendlichen weiter gefasst werden als dies oft geschieht. Es geht dabei nämlich nicht nur um Übungen im Rahmen des Sportunterrichts, bei denen die Bedeutung der Kraft offensichtlich ist, wie z. B. das Kugelstoßen, sondern grundsätzlich darum, ob die Muskelkraft bei der Vielzahl der im Sportunterricht auftretenden motorischen Anforderungen einen limitierenden Faktor darstellt oder nicht. Jeder Sprung über ein Hindernis kann nur bei entsprechender Sprungkraft gelingen. Das Stützhangeln durch die Barrengase, eine beliebte Übung bei Hindernisparcours, ist nur hinzubekommen, wenn die Muskelkraft der Schultern, Arme und die Stützmuskulatur des Rumpfes ausreichen, um das eigene Körpergewicht zu halten. Auch eine relativ einfache Übung wie das Bockspringen erfordert eine entsprechende Stützkraft im Oberkörper, Sprungkraft im Unterkörper sowie eine ausreichende Ganzkörperstabilisierung für eine sichere Landung.

Da ein altersangemessener Kraftbegriff bei Heranwachsenden individuell zu definieren ist, folgt daraus, dass auch das Übungsangebot beim gesundheitsorientierten Muskeltraining im Schulsport individuell gestaltet werden muss.

Das Übungsangebot ist so zu wählen, dass jeder Schüler eine Übung mit dem für ihn angemessenen Schwierigkeitsgrad vorfindet.

Was dies in der Praxis bedeutet, lässt sich leicht am oben bereits erwähnten Beispiel der Übung Liegestütze verdeutlichen. Durch leichte Modifikationen der Übungsausführung wird ermöglicht, jedem Schüler einen für ihn angemessenen Schwierigkeitsgrad der Übung anzubieten:

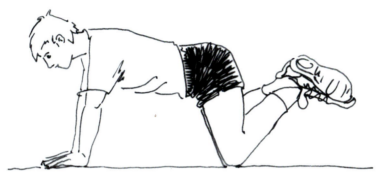

Abbildung 1: Liegestütz auf den Knien (Schwierigkeitsgrad: I)

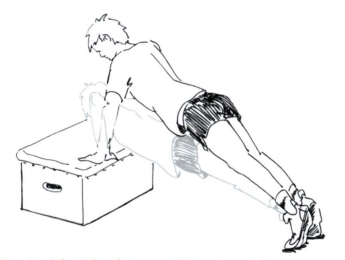

Abbildung 2: Liegestütz mit den Händen auf einem Kasten (Schwierigkeitsgrad: II)

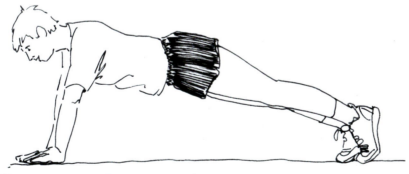

Abbildung 3: Liegestütz regulär (Schwierigkeitsgrad III)

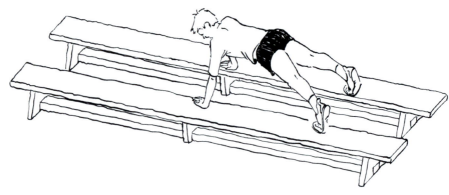

Abbildung 4: Liegestütz in der Bankgasse (Schwierigkeitsgrad IV)

Ein weiterer wichtiger Aspekt altersgerechten Muskeltrainings besteht darin, dass bei allen Übungen entsprechend differenzierte Übungsvariationen angeboten werden und die Schüler durch aktives ausprobieren herausfinden, welcher Schwierigkeitsgrad bei der jeweiligen Übung für sie angemessen ist.

Während der Wachstumsphase kommt es häufig zu vorübergehenden Ungleichgewichten, die z. B. dazu führen können, dass ein Schüler bei drückenden Bewegungen, wie dem Liegestütz relativ stark ist, bei Zugbewegungen hingegen eher schwach. Es ist daher sehr wichtig, dass die Schüler nicht bei jeder Übung den gleichen Schwierigkeitsgrad wählen, sondern ihr tatsächliches Leistungsvermögen für jede Übung individuell bestimmen.

Wenn von jeder Übung mehrere unterschiedliche Varianten vorliegen, hat dies auch den Vorteil, dass es eine Vielzahl an Stationen gibt, die Schüler sich also auf die verschiedenen Stationen verteilen können. Dadurch erreicht man einen hohen Aktivitätsgrad der Schüler, lange Wartezeiten an den Stationen werden vermieden.

Reizintensität und Belastungsintensität

Im Gegensatz zu anderen Krafttrainingsprogrammen orientiert sich das gesundheitsorientierte Muskeltraining nicht an der Reizintensität, (d. h. der Relation des verwendeten Widerstands zum Maximalgewicht für eine Wiederholung), sondern vielmehr an der Belastungsintensität, also dem Grad der subjektiven Erschöpfung während der Übungsausführung. Man unterscheidet vier verschiedene Stadien der Belastungsintensität (Gießing et al. 2005):

- Wenn der Belastungsabbruch erfolgt, obwohl noch weitere Wiederholungen möglich wären, bezeichnet man dies als „nicht-Wiederholungsmaximum" (nWM).
- Wenn die maximale Zahl der Wiederholungen ausgeschöpft wird, spricht man vom Wiederholungsmaximum (WM).
- Der Punkt des momentanen Muskelversagens ist definiert als der Punkt, an dem es nicht mehr gelingt eine bereits begonnene Wiederholung abzuschließen (PmM).
- Im Leistungssport wird häufig über den Punkt des momentanen Muskelversagens hinaus trainiert (PmM+), indem nach Eintreten des Muskelversagens sog. Intensitätstechniken angewandt werden, die eine hochintensive Fortsetzung der Belastung ermöglichen.

Das gesundheitsorientierte Muskeltraining im Schulsport orientiert sich an der subjektiven Belastungseinschätzung und damit am nicht-Wiederholungsmaximum (nWM). Während sehr fortgeschrittene Sportler sowie Leistungssportler am stärksten von einer hohen Ausbelastungsintensität profitieren dürften, konnte inzwischen gezeigt werden, dass ein Training, bei dem die Übungen bereits beim subjektiven Belastungsempfinden „mittel bis schwer" abgebrochen werden (vgl. Tabelle), ebenfalls signifikante Kraft- und Muskelquerschnittszunahmen bewirken kann. Deshalb dürfte ein solches Training nicht nur bei Untrainierten, Älteren und Risikogruppen wie z. B. Personen mit Bluthochdruck oder Problemen am Bewegungsapparat, sondern „vor allem im Kindes- und Jugendalter (...) die bessere Alternative darstellen" (Buskies 1999, 319).

Skala zur Einschätzung des subjektiven Belastungsempfindens (nach Buskies u. Boeckh-Behrens 2000, 31)

Skalenwert	Ankerbegriff
1	sehr leicht
2	leicht
3	leicht bis mittel
4	mittel
5	mittel bis schwer
6	schwer
7	sehr schwer

Dass eine mittlere bis schwere subjektive Belastungseinschätzung als Abbruchkriterium innerhalb des nWM als Belastungsintensität beim Training von Kindern und Jugendlichen ausreicht, konnte in einer entsprechenden Studie explizit nachgewiesen werden. Bei drei Sätzen von vier Übungen und zweimaligem Training pro Woche erhöhte sich die Maximalkraft um durchschnittlich 31,3% bei den 32 Schülern der Klasse 6 und um durchschnittlich 19,9% bei den 28 Schülern der Klasse 9 (Reuter und Buskies 2001).

Wiederholungszahlen

Wenn der Schüler keine sechs Wiederholungen bei einer bestimmten Übung schafft, sollte die Übungsausführung durch entsprechende Modifikationen erleichtert oder eine andere, leichtere Übung gewählt werden. Sechs bis acht Wiederholungen sind als untere Grenze anzusehen. Als besonders günstige Wiederholungszahlen haben sich Wiederholungen in der Spanne zwischen zehn und 15 erwiesen (Faigenbaum et a. 2001). Auch höhere Wiederholungszahlen sind unproblematisch, allerdings sollte die Belastung nicht zu weit in den laktaziden Bereich hinein verschoben werden, weil von solchen Belastungsformen bei Heranwachsenden abgeraten wird. Wenn also mehr als 25 Wiederholungen bei einer Übung möglich sind, sollte der Widerstand entsprechend erhöht werden, um in den Belastungsbereich zwischen zehn und 15 Wiederholungen zu kommen.

Bewegungsgeschwindigkeit

Bei allen Übungen gilt: Die Bewegungsausführung ist langsam und kontrolliert. Die Aufwärtsphase (konzentrische Bewegung) sollte mindesten ein bis zwei Sekunden dauern und die Abwärtsphase (exzentrische Bewegung) zwei bis drei Sekunden. Somit kommt man auf eine Zeitspanne von ca. vier bis fünf Sekunden für eine vollständige Wiederholung. Bei dieser betont kontrollierten Übungsausführung ist gewährleistet, dass die Bewegung nicht durch Schwungkräfte verfälscht wird, was nicht nur der Muskelbeanspruchung abträglich wäre, sondern auch eine Gefährdung für den gesamten Bewegungsapparat darstellen würde.

Trainingsumfang

Beim gesundheitsorientierten Muskeltraining stehen Übungen im Vordergrund, mit denen ein möglichst großer Anteil der Körpermuskulatur beansprucht wird. Bei allen Übungen gilt der Grundsatz, dass Ganzkörperspannung wichtiger ist als die „isolierte" Beanspruchung bestimmter Muskeln. Auf diese Weise ist es möglich, die gesamte Körpermuskulatur anhand einer überschaubaren Zahl von Übungen effektiv zu stimulieren. Faigenbaum et al. (2002) konnten zeigen, dass bereits bei nur einem Satz von jeder Übung signifikante Leistungssteigerungen bei Kindern zwischen sieben und zwölf Jahren erzielt werden können. Zu dem gleichen Ergebnis kam die Untersuchung von Steinmann (1990). Die Trainingsdauer beträgt bei einem Einsatz-Training wie dem hier beschriebenen einschließlich des Aufwärmens und der Pausen nur rund 30 Minuten und ist damit im Schulsport ohne weiteres realisierbar.

Belastungshäufigkeit und -dauer

In der o.g. Untersuchung von Faigenbaum et al. (2002) wurde auch untersucht, welche Fortschritte sich bei einmaligem Training pro Woche im Vergleich zu zweimaligem Training pro Woche erzielen lassen. Dabei wurde deutlich, dass sich zwar schon bei nur einmaligem

Training pro Woche signifikante Leistungsverbesserungen einstellten, die Leistungsverbesserungen aber um etwa ein Drittel höher ausfielen, wenn zweimal pro Woche trainiert wurde. Das bedeutet also, dass sich ein gesundheitsorientiertes Muskeltraining im Schulsport bereits bei einmaligem Training pro Woche durchaus lohnt, zwei wöchentliche Einheiten aber besser sind.

Obwohl sich in mehreren Studien bereits nach vier Wochen messbare Leistungsverbesserungen einstellten (vgl. Falk und Tenenbaum 1996), sind die Zugewinne nach acht Wochen Training sehr stabil (Faigenbaum et al. 2002). Wenn das Training dann eingestellt wird, reduzieren sich die Leistungsgewinne Woche für Woche. Bei einem achtwöchigen Training mit anschließender ebenfalls achtwöchiger Trainingspause sind die Leistungszuwächse nach der Trainingspause nur noch rund zur Hälfte vorhanden (Faigenbaum et al 1996). Die Leistungszuwächse bleiben jedoch stabil, wenn regelmäßige Einheiten Muskeltraining in den Schulsport integriert werden. Durch solche „Weckreize" (Hildenbrandt 1981) gelingt es, die Leistungszuwächse stabil zu halten. Diekmann und Letzelter (1987) konnten in einer Langzeitstudie bei anfangs achtjährigen Kindern zeigen, dass Trainingsphasen von jeweils zwölf Wochen im Jahr ausreichten, um kontinuierliche Leistungsverbesserungen zu erzielen. Die Trainingsgruppe konnte mit jeder der zwölfwöchigen Trainingsphasen ihren Leistungsvorsprung gegenüber der Kontrollgruppe weiter vergrößern, und das obwohl jeweils neun Monate Pause zwischen zwei Trainingsphasen lagen.

Übersicht: Parameter des gesundheitsorientierten Muskelkrafttrainings im Schulsport

Wiederholungszahlen:	10–15 (mindestens 6, höchstens 30)
Belastungsabbruch:	subjektives Belastungsempfinden „mittel" bis „schwer"
Satzzahl:	1–3 pro Übung
Übungen:	6–8
Häufigkeit:	1–2x pro Woche
Dauer:	6–8 Wochen (mindestens 4, höchstens 12)
Zykluswiederholung:	mindestens 1x pro Jahr, besser besser 2–3x

Altersgemäße Darbietung und Inszenierung der Kräftigungsübungen

Ein ganz entscheidendes Kriterium für die Bewertung eines altersgerechten Muskeltrainings ist eine ansprechende und altersgemäße Darbietungsform. Insbesondere bei jüngeren Schülern ist es unerlässlich, die Kräftigungsübungen in motivierende Spielformen einzubinden. Dabei gilt es, den Übungen einen Handlungssinn innerhalb des Spiels zu geben. Die Widerstände und Schwierigkeiten, mit denen die Schüler sich bei diesen Übungen auseinandersetzen, müssen mit einem Sinn erfüllt werden, der den Schülern als Teil eines Spiels plausibel wird und sie zum Mitmachen animiert.

Anstelle der bloßen Arbeitsanweisung „Klettert, springt, zieht und hangelt euch jetzt von einem Gerät zum nächsten", oder der formelhaften Aufforderung: „Absolviert bitte zwei Sätze von jeweils acht bis zehn Wiederholungen" ist eine spielerische und phantasievollere und damit kindgerechtere Herangehensweise nötig. Für den Lehrer ist der Sinn dieser Übungen natürlich klar. Es geht darum, Bewegungen gegen angemessene Widerstände auszuführen, um die Koordination zu verbessern und die Muskelkraft zu stärken. Kindern erschließt sich dieser Sinn nicht unbedingt. Im Gegenteil: Eine aus Kindersicht nahe liegende Frage wäre vielmehr: „Warum sollte ich mich auf dem Bauch liegend über eine Bank ziehen, wo ich doch ganz bequem nebenher gehen könnte?" Bindet man die entsprechenden Übungen jedoch in Spielformen ein, werden sie mit einem für Kinder ersichtlichen Sinnzusammenhang innerhalb des jeweiligen Spiels erfüllt. So könnte man wie im folgenden Beispiel den Schülern sagen: „Stellt euch vor, der Hallenboden ist kein Boden, sondern die Wasseroberfläche eines Haifisch-verseuchten Beckens. Versucht nun, von einem Gerät zum nächsten zu klettern, zu springen, euch zu ziehen oder hangeln, ohne dabei ins Haifischbecken zu treten oder gar zu fallen." Ein anschauliches Bild wie das hier gezeigte verdeutlicht den Schülern, als Ergänzung zu den verbalen Erläuterungen des Sportlehrers, was bei den jeweiligen Geräten zu tun ist. Das entsprechende Bild als Plakat oder Overhead-Projektion in der Sporthalle beflügelt die Phantasie und sorgt für eine entsprechende Einstimmung und Motivation der Schüler.

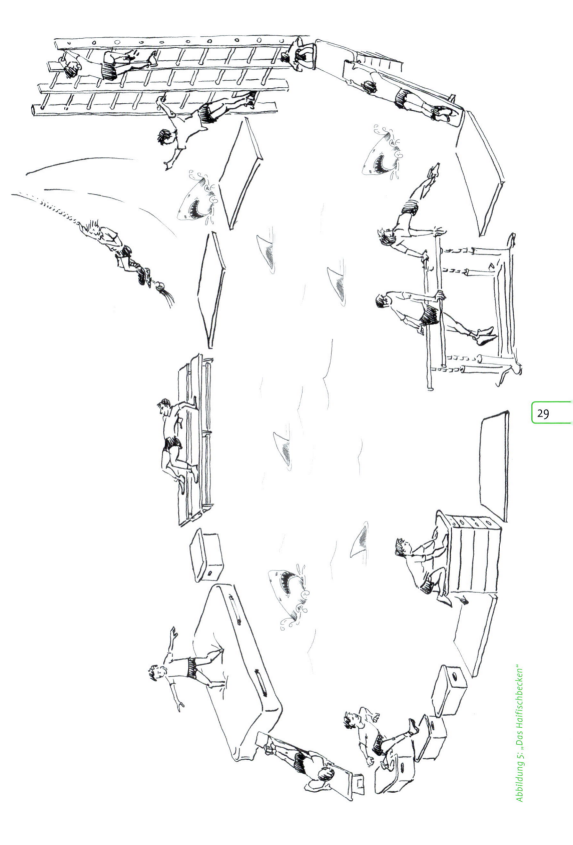

Abbildung 5: „Das Haifischbecken"

Richtige Übungsauswahl beim Muskeltraining mit Kindern und Jugendlichen

Jedes Muskeltraining kann zwangsläufig nur so gut sein wie die Übungen, aus denen es besteht. Bei der Auswahl der Übungen reicht dabei nicht aus, sich nur auf die Frage zu beschränken, welche Muskeln durch die jeweiligen Übungen möglichst effektiv angesprochen werden. Vielmehr gilt es zunächst zu klären, welche Übungen sich überhaupt grundsätzlich für ein Muskeltraining mit Kindern und Jugendlichen eignen. Im Gegensatz zum Erwachsenentraining sind dabei nämlich einige weitere Grundsätze zu beachten. Manche Übungen eignen sich nicht, weil es bei vielen Jugendlichen in bestimmten Wachstumsphasen zu vorübergehenden muskulären Dysbalancen kommen kann, andere kommen nicht in Frage, weil dabei zu hohe ballistische Kräfte auftreten. Zu beachten ist in Wachstumsphasen generell das „Mark-Jansen-Gesetz", das besagt, dass die Empfindlichkeit des Gewebes sich proportional zu seiner Wachstumsgeschwindigkeit verhält. Kinder und Jugendliche sind deshalb bei unphysiologischen Belastungen generell einer größeren Gefährdung ausgesetzt als Erwachsene. Für Wachstumsschübe während der verschiedenen puberalen Phasen gilt dies in besonderem Maße. Aus diesem Grund sollte generell auf Übungen verzichtet werden, die hohe Schwung- und Kompressionskräfte beinhalten wie z. B. Tiefsprünge oder alle ballistischen Übungen, wenn z. B. Liegestützen explosiv ausgeführt werden und am höchsten Punkt in die Hände geklatscht werden soll.

Trotz dieser Einschränkungen ist es keineswegs so, dass die Übungsauswahl beim Muskeltraining mit Kindern und Jugendlichen ausgesprochen limitiert wäre. Das Gegenteil ist der Fall. Das liegt an zwei Dingen: Zum einen lässt sich beim Muskeltraining mit Kindern und Jugendlichen bereits mit geringen Belastungsumfängen und -intensitäten ein Trainingseffekt erzielen. Wo bei Erwachsenen eine schwere Hantel als Widerstand erforderlich wäre, reicht bei Kindern und Jugendlichen vielleicht schon ein Gymnastikball. Dadurch umfasst das Bewegungsspektrum auch Übungen, die für Erwachsene keine ausreichenden Widerstände bieten würden.

Zum anderen hat sich eine alte Faustregel, die das mögliche Übungsspektrum erheblich eingeschränkt hat, als völlig unzutreffend erwiesen. Auch wenn sich diese Faustregel bis heute hartnäckig hält, ist sie in einer derart undifferenzierten Aussage völlig unhaltbar. Gemeint ist der Grundsatz, nach dem Kinder und Jugendliche keinesfalls mit Hanteln, Gewichten oder anderen Zusatzlasten trainieren dürfen, aber Übungen mit (nur!) dem eigenen Körpergewicht in Ordnung seien. Wie der nachfolgende Cartoon verdeutlicht, kann aber keineswegs die Rede davon sein, dass Übungen mit dem eigenen Körpergewicht leichter und damit weniger belastend und in der Konsequenz unbedenklicher sind als Übungen, bei denen „Zusatzgewichte" zum Einsatz kommen, da es sich bei diesen Zusatzgewichten in der Regel nicht um Olympische Langhanteln o.ä. handelt, sondern eher um Gymnastikbälle, Fußbälle oder Medizinbälle. Auch der Einsatz von Gymnastikhanteln muss keinesfalls tabu sein. Ob ein „Zusatzgewicht" angemessen ist oder nicht, lässt sich ganz einfach daran ablesen, ob es damit gelingt, bei langsamer und sauberer Bewegungsausführung die angestrebte Widerholungszahl zu erreichen. Wenn dies der Fall ist, kann von einer Überlastung durch das „Zusatzgewicht" nicht die Rede sein. Dass die Verwendung von Hanteln oder anderen „Zusatzgewichten" beim Muskeltraining mit Kindern und Jugendlichen früher als tabu galt, ist wahrscheinlich auf eine Fehlinterpretation des Begriffs zurückzuführen. Wenn man Kurzhanteln und Langhantel unter dem Sammelbegriff „Zusatzgewichte" einordnet, scheint dies zu implizieren, dass zusätzliche, also das eigene Körpergewicht übersteigende Gewichte verwendet werden sollen. Dies wäre allerdings völlig zu Recht zu vermeiden, weil – wie gezeigt werden konnte – das eigene Körpergewicht an sich schon eine zu hohe Belastung bei vielen Übungen darstellen würde. Wenn man bei Klimmzügen, Liegestützen oder Kniebeugen noch Gewichtswesten oder Hanteln zusätzlich zum eigenen Körpergewicht verwenden würde, wäre der Gesamtwiderstand in fast allen Fällen eindeutig viel zu hoch. Zusätzliche, also über das eigene Körpergewicht hinausgehende Lasten sollten daher – außer in ganz begründeten Einzelfällen – tatsächlich tabu sein. Daraus zu schließen, dass Übungen lieber mit dem eigenen Körpergewicht als mit Trainingsgeräten wie Hanteln o.ä. ausgeführt werden sollten, wäre aber eine pauschale Verkürzung, die dem tatsächlichen Zusammenhang nicht gerecht würde.

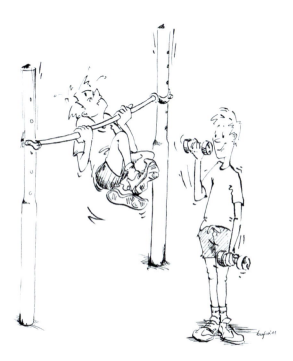

Übungen, auf die man besser verzichtet

Bevor in den folgenden Kapiteln Übungen vorgestellt werden, die ein altersangemessenes Muskeltraining ermöglichen und sich nach Schwierigkeitsgraden differenzieren lassen, muss zunächst noch auf einige Übungen eingegangen werden, auf die man bei Kindern und Jugendlichen besser verzichten sollte.

Bei diesen Übungen handelt es sich um einige „Klassiker", die z.T. seit Jahrzehnten Anwendung finden, aber nach modernen medizinischen Gesichtspunkten ein zu hohes Schädigungspotenzial beinhalten.

Auf den ersten Blick scheint es bedauerlich, auf diese Übungen verzichten zu müssen, da einige von ihnen die Zielmuskulatur durchaus sinnvoll beanspruchen. Wenn dabei jedoch eine potenzielle Schädigung, etwa der Wirbelsäule oder des Bindegewebes in Kauf genommen werden müsste, so muss die Bewertung einer solchen Übung zwangsläufig negativ ausfallen. Dies ist jedoch völlig unproblematisch, weil es für jede dieser Übungen ungefährliche Alternativen gibt, die die Zielmuskulatur in der Regel mindestens genauso gezielt beanspruchen.

Umstrittene „Klassiker" und unbedenkliche Alternativen

Das Klappmesser

Ein wahrer Klassiker unter den Übungen ist das sog. Klappmesser, mit dem man früher die Bauchmuskeln zu trainieren versuchte. Bei dieser Übung richtet man sich aus der Rückenlage auf und bringt Hände und Füße zueinander. Bei dieser Übung treten zwei Probleme auf, die besser vermieden werden sollten. Zum Einen kommt es dabei unweigerlich zu einer sehr hohen Druckbelastung auf den unteren Rücken, was unbedingt vermieden werden sollte. Zum Zweiten wird bei dieser Übung oft mit sehr viel Schwung gearbeitet, was darauf zurückzuführen ist, dass das gleichzeitige Anheben des Ober- und Unterkörpers einen enormen Kraftaufwand erfordert, den die Bauchmuskulatur in vielen Fällen gar nicht allein aufbringen kann. Also sind Schwungkräfte erforderlich, die das Problem einer Fehlbelastung für den unteren Rücken noch erhöhen und außerdem die Trainingswirkung für die Bauchmuskulatur reduzieren, weil ein großer Teil der Bewegung durch die Schwungkräfte und damit nicht durch die eigentlich angestrebte Kontraktion der Bauchmuskulatur zustande kommt.

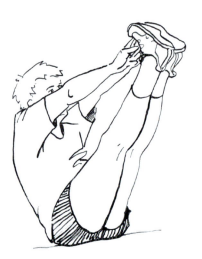

Alternative: Crunch

Eine Übung, mit der die Bauchmuskulatur sehr viel gezielter trainiert werden kann, ist das Bauchpressen, wobei sich inzwischen die englische Bezeichnung „Crunch" durchgesetzt hat. Diese Übung hat den Vorteil, dass der untere Rücken während des gesamten Bewegungsablaufs auf dem Boden liegt. Durch das Anheben der Beine wird nicht nur der untere Rücken auf den Boden gedrückt, was ihn zusätzlich entlastet, es kommt gleichzeitig auch zu einer stärkeren Aktivierung der Bauchmuskulatur, weil diese bereits durch das Anheben der Beine kontrahieren muss. Wenn dann noch die Schultern vom Boden abgehoben werden, kommt es zu einer Verstärkung der Kontraktion. Der Crunch ist daher eine sichere und effektive Bauchmuskelübung.

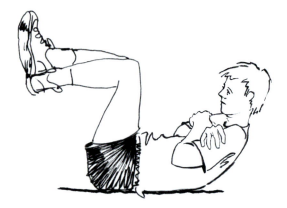

Horizontales Beinheben im Liegen

Die gleichen Probleme wie beim Klappmesser entstehen beim horizontalen Beinheben im Liegen, wenn die Beine dabei ausgestreckt vom Boden angehoben werden. Durch das dabei unvermeidliche Hohlkreuz kommt es zu einer problematischen Belastung des unteren Rückens und damit der Wirbelsäule. Eine sinnvollere Alternative ist das vertikale Beinheben.

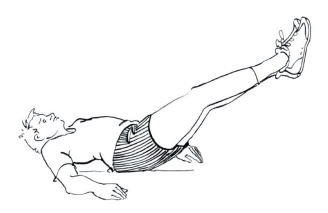

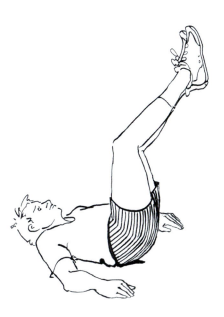

Alternative: vertikales Beinheben im Liegen

Ausgangsposition bei dieser Übung ist die Rückenlage mit nach oben gerichteten Beinen. Anschließend drückt man die Beine noch etwas höher nach oben. Dabei sollte versucht werden, das Gesäß wenige Zentimeter vom Boden abzuheben, wodurch der Rücken ganz flach aufliegt. Es ist dabei gar nicht erforderlich, die Beine so hoch wie möglich anzuheben. Stattdessen sollte die Übung stets langsam und vollständige ohne Schwung ausgeführt werden.

Beinheben an der Sprossenwand

Das Anheben der Beine beim Hängen an der Sprossenwand ist eine sehr effektive Übung zum Training der Bauch- und Rumpfmuskulatur. Die Ausführung mit gestreckten Beinen wie bei der Übung „Klappmesser" belastet aufgrund der dabei auftretenden Hebelkräfte die Lendenwirbelsäule unverhältnismäßig stark. Deshalb sollte die Übung stets mit angewinkelten Beinen ausgeführt werden.

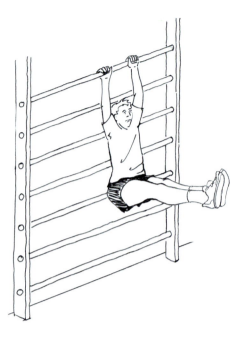

34

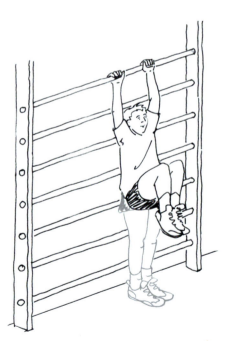

Alternative:
Knieheben an der Sprossenwand

Beim Knieheben an der Sprossenwand kann der Rücken an der Sprossenwand angelehnt werden. Beim Anheben der Beine ist darauf zu achten, dass kein Hohlkreuz entsteht. Dem kann entgegengewirkt werden, indem man beim Anheben der Knie den Kopf und die Schultern leicht nach vorn neigt.

Erschwerter Scheibenwischer durch Trainingspartner

Bei dieser klassischen Bauchmuskel-übung liegt man mit dem Kopf zwischen den Füßen eines Sportkameraden und hebt die Beine senkrecht an. Der Sport-kamerad stößt dann die Beine nach un-ten weg und der am Boden Liegende versucht, dem Herunterstoßen der Beine entgegen zu wirken. Dabei treten sehr hohe Belastungen für die Wirbelsäule auf, die durch die Betonung der exzent-rischen Bewegungsphase noch verstärkt wird. Diese Übung wurde vor allem zum Training der seitlichen Bauchmuskula-tur eingesetzt.

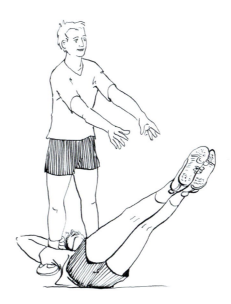

Alternative: einarmiger seitlicher Unterarmstütz

Eine sichere Alternative für das Training der seitlichen Bauchmuskulatur ist der einarmige Unterarmstütz. Diese Übung kann dynamisch ausgeführt werden oder statisch. Bei der dy-namischen Variante liegt man zunächst auf der Seite und erhebt sich dann in den seitlichen Unterarmstütz, senkt Bein und Oberkörper wieder ab und drückt sich anschließend wieder hoch. Die dynamische Variante ist sehr anspruchsvoll und sollte erst dann ausgeführt wer-den, wenn die statische Variante der Übung bereits sicher beherrscht wird. Bei der statischen Variante verharrt man solange in der gezeigten Position bis man die Position nicht mehr sicher und ohne zu wackeln halten kann und dreht sich dann um und führt die Übung für die andere Körperseite aus.

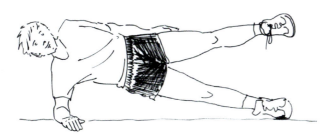

Die Schubkarre

Eine sehr beliebte, aber leider alles andere als ungefährliche Übung ist die sog. Schubkarre, bei der man die Fußgelenke oder Beine eines Sportkameraden wie die Griffe einer Schubkarre hält, während er mit den Händen über den Boden „läuft". Auch wenn diese Übung sehr viel Spaß machen kann, insbesondere als „Schubkarren-Wettrennen", geht von ihr eine erhebliche Gefahr für die Wirbelsäule aus, weil der untere Rücken dabei zwangsläufig überstreckt wird und durch die wechselseitige Bewegung der Arme bei der Fortbewegung über den Boden auch noch eine seitliche Pendelbewegung hinzukommt, die das Rückgrat zusätzlich belastet.

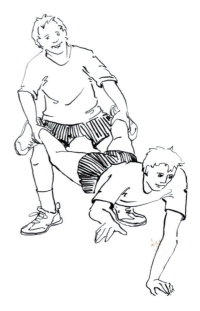

36

Alternative: beidseitiger Unterarmstütz

Der beidseitige Unterarmstütz wird in der Regel als statische Übung ausgeführt, d.h. man begibt sich in die dargestellte Position und hält den Körper dann durch Ganzkörperspannung in der entsprechenden Position.

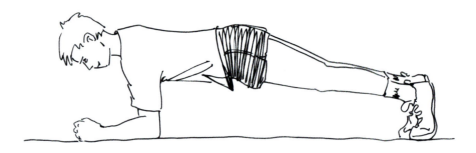

Die Bauchschaukel

Eine früher weit verbreitete Übung ist die Bauchschaukel. Dabei liegt man auf dem Bauch und bewegt in einer schaukelnden Bewegung Arme und Beine nach oben. Dies soll die untere Rückenstreckmuskulatur trainieren. Durch die Überstreckung des Rückens kommt es jedoch zu einer problematischen Kompression im unteren Rücken, die unbedingt vermieden werden sollte.

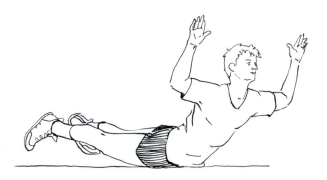

Bauchschaukel mit Werfen oder Fangen eines Balls

Verstärkt wird die Problematik der Bauchschaukel noch einmal, wenn dabei ein Ball gefangen oder geworfen werden soll, wobei es unweigerlich zu ruckartigen Bewegungen und damit zu Belastungsspitzen kommt, die sehr gefährlich für die Rückengesundheit sind.

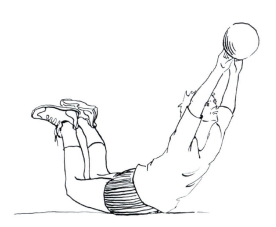

Alternative: die alternierende Waage

Bei der alternierenden Waage stützt man sich zunächst auf die Hände und Knie. Anschließend streckt man einen Arm aus sowie das gegenüberliegende Bein. Dadurch dass jeweils die gegenüberliegenden Arme und Beine ausgestreckt werden, befindet sich der Körper in einer stabilen Position. Um die Wirbelsäule nicht zu überstrecken, sollte darauf geachtet werden, dass weder Arme noch Beine über die Horizontale hinaus angehoben werden. Am besten kontrolliert ein Sportkamerad die Bewegung und gibt gegebenenfalls eine entsprechende Rückmeldung.

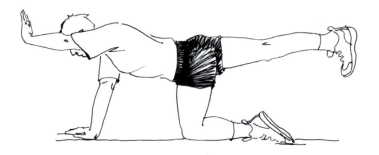

Situp mit fixierten Beinen und Händen am Kopf

Bei diesem Klassiker des Bauchmuskeltrainings lauern gleich mehrere Gefahren. Zum einen ist es ungünstig, die Knie zu strecken. Sie sollten leicht angewinkelt sein, was den Körperschwerpunkt verlagert und den unteren Rücken besser aufliegen lässt. Diese Position sollte man bevorzugen, um die schon mehrfach erwähnten Druckkräfte auf den unteren Rücken zu verhindern. Zum anderen führt die Fixierung der Beine dazu, dass ein erheblicher Anteil der bei dieser Übung aufzubringenden Kraft durch die Hüftstreckermuskulatur aufgebracht wird. Wenn ein möglichst effektives Training der geraden Bauchmuskulatur angestrebt wird, ist dies eher ungünstig. Das dritte Problem bei dieser Übung sind die Hände im Nacken. Wenn die Bauchmuskulatur im Laufe der Übungsausführung nach und nach immer stärker ermüdet, man aber die letzten Wiederholungen noch abschließen will, ist es leider nur allzu wahrscheinlich, dass mit den Händen gezogen wird, um den Oberkörper aufzurichten. Da sich die Hände im Nacken befinden, bedeutet dies, dass an der Halswirbelsäule herumgezerrt wird, was aus im Sinne einer Verletzungsprophylaxe unbedingt zu vermeiden ist.

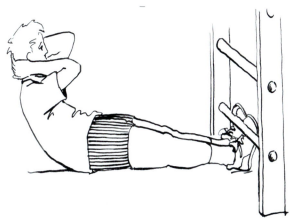

Alternative: Crunch

Eine gute Alternative zum Situp mit fixierten Beinen und Händen am Kopf ist der Crunch, der entweder gerade oder mit seitlicher Drehung des Oberkörpers ausgeführt werden kann. Bei der Variante mit dem Anheben des Oberkörpers abwechselnd nach links und rechts kann die Beanspruchung der seitlichen Bauchmuskulatur verstärkt werden.

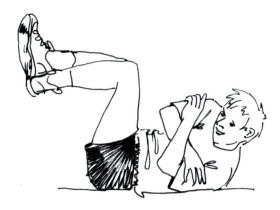

Übungen für ein altersgerechtes Muskeltraining

Die folgenden Übungen lassen sich sehr gut in Aufwärm- oder Gymnastikphasen einbauen, wobei die Schüler nicht einfach nur aufgefordert werden, die Übungen wie beschrieben auszuführen, sondern alle Übungen werden in einen Bedeutungszusammenhang eingefügt, d. h. die Schüler stellen sich eine bestimmte Situation dabei vor und versuchen, diese darzustellen.

Der Maikäfer

Die Schüler liegen wie Maikäfer, die auf dem Rücken gelandet sind und deswegen nicht fliegen können, auf dem Rücken, winkeln die Beine im 90°-Winkel an und halten die Arme dicht am Körper oder kreuzen sie vor der Brust. Dann wippen die Schüler hin und her und/oder versuchen, sich im Kreis zu drehen. Weder Beine noch Kopf oder Arme sollen hierbei den Boden berühren. Wenn eine Umdrehung geschafft ist, wird die Richtung gewechselt.

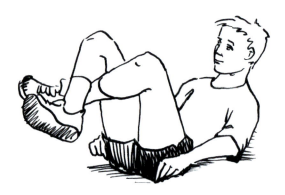

Die Buschtrommel

Bei dieser Übung liegen die Schüler auf dem Rücken. Die Beine liegen leicht gespreizt auf einem Kasten. Der Abstand zwischen den Beinen muss groß genug sein, um beide Hände dort aufsetzen zu können. Ober- und Unterschenkel bilden etwa einen rechten Winkel. Dadurch wird erreicht, dass der untere Rücken auch beim Anheben von Kopf und Schulter aufliegt, so dass auf diesen empfindlichen Bereich kein Druck ausgeübt wird. Nachdem die Schüler diese Position eingenommen haben, heben sie den Oberkörper soweit an, das der untere Rücken noch aufliegt, die Hände aber den Kasten berühren können. Dann trommeln sie mit Stöcken auf eine Trommel oder einen Eimer o.ä. Wenn keine solchen Gegenstände in ausreichender Zahl zur Verfügung stehen, trommeln die Schüler einfach mit den Handflächen auf den Kasten (s.u.). Die Schüler können sich dabei z. B. vorstellen, sie würden auf eine Buschtrommel schlagen, um mit anderen Stammesmitgliedern zu kommunizieren und diese könnten antworten. Der Lehrer oder ein Schüler kann dabei den Rhythmus vorgeben. Denkbar ist auch eine Kettenaufgabe, bei der die Schüler in einer Reihe liegen, der erste eine rhythmische

Schlagkombination vorgibt, der zweite sie nachtrommelt usw. Diese Übung eignet sich auch hervorragend zur Kombination mit kognitiven Aufgaben. Der Lehrer könnte zum Beispiel Fragen mit drei Lösungsmöglichkeiten stellen. Ist Antwort eins richtig, müssen die Schüler einmal trommeln, bei Antwort zwei zweimal usw. Auch die Kombination mit einfachen Rechenaufgaben ist denkbar, gestellt vom Lehrer oder einem Schüler, oder wieder als „Kette" von einem Schüler zum nächsten.

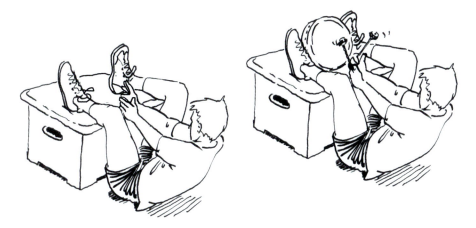

Das Shuttle

Hierzu benötigt man eine Langbank. Die Schüler stellen sich vor, dass sie ein Shuttle spielen, dass auf Schienen zwischen zwei Haltestellen hin- und herpendelt. Der Schüler liegt auf der Bank und hebt die Beine an, so dass Ober- und Unterschenkel einen rechten Winkel zueinander bilden. Der Kopf wird leicht angehoben (aber keinesfalls überstreckt). Anschließend zieht sich der Schüler in dieser Position bis zum Ende der Bank. Hat er das Ende der Bank erreicht, schiebt er sich wieder zum Anfang zurück, ohne dass er dabei seine Haltung verändert.

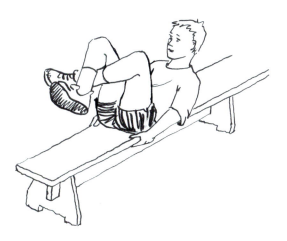

Alternativ kann die einfachere Variante gewählt werden, bei der die Schüler auf dem Bauch liegen, die Unterschenkel anwinkeln und sich dann bäuchlings nach vorn ziehen bis sie das ende der Bank erreicht haben.

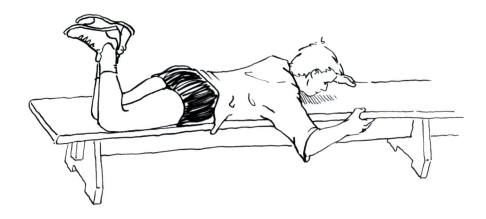

Der Satellit in der Umlaufbahn

Die Schüler liegen auf einer Matte. Der Rumpf symbolisiert die Erde, der Ball einen Satelliten oder ein Raumschiff, das die Erde umkreist. Die Knie sind angewinkelt, die Füße werden auf der Matte aufgesetzt. Die Hüfte wird angehoben, der Rücken gerade gehalten. Nun versuchen die Schüler einen Gymnastikball unter dem Körper hindurch zu führen, mit der anderen Hand aufzunehmen und dann vor dem Körper auf die andere Seite zu bewegen.

Die Übung kann so variiert werden, dass der Ball nur unter dem Körper hin- und hergerollt wird. Je nach Alter der Schüler können auch größere Bälle verwendet werden, so dass die Hüfte entsprechend höher gehalten werden muss, was mehr Körperspannung erfordert.

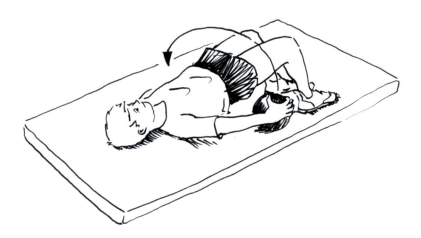

Der Fahrstuhl

Die Schüler stellen sich mit dem Rücken zur Wand und klemmen einen Gymnastikball zwischen ihrem Rücken und der Wand ein. Die Schüler symbolisieren einen Fahrstuhl, die Wand ist der Fahrstuhlschacht und der Ball ist die Schiene, auf der der Fahrstuhl läuft. Nachdem die Schüler die Ausgangsposition eingenommen haben, gehen sie langsam in die Kniebeuge. Der Ball darf nicht herunterfallen. Durch den Kontakt mit dem Ball wird erreicht, dass der Rücken während des gesamten Bewegungsablaufs gerade gehalten wird. Um unerwünschte Belastungen von den Knien zu nehmen, sollte die Kniebeuge nie so tief sein, dass ein Spitzknie gebildet wird. Bei jüngeren Schülern oder solchen, die mit dem Bewegungsablauf noch nicht vertraut sind, bietet es sich daher an, einen Kasten unterzustellen, der als Begrenzung der Abwärtsbewegung dient.

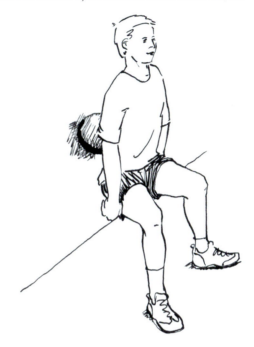

Fahrstuhl zu zweit

Wenn die Schüler den Fahrstuhl gut beherrschen, können sie diese Übung auch ohne Ball und Wand durchführen. Dabei setzen sie sich Rücken an Rücken auf einen Kasten und stehen dann langsam auf und setzen sich wieder hin. Durch gegenseitigen Druck auf den Rücken kann der erforderliche Widerstand erreicht werden, der notwendig ist um die Bewegung zu stützen.

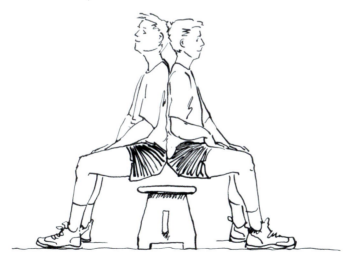

Spiele und Wettbewerbe für ein altersgerechtes Muskelkrafttraining

Rübenziehen

Ein Spiel, das sich in besonderer Weise als Hinführung oder Einstimmung auf Übungen zum Muskelkrafttraining für jüngere Schüler eignet, ist das „Rübenziehen".

Bei diesem Spiel legen sich alle Schüler in kreisförmiger Anordnung auf den Hallenboden und fassen sich an den Händen. Ein Schüler ist der „Bauer", der versucht, eine Rübe nach der anderen zu ernten, d. h. er versucht, jeweils einen seiner Mitschüler aus dem Kreis heraus zu ziehen. Die Schüler, die auf dem Boden liegen, versuchen dies zu erschweren oder gar zu verhindern, indem sie sich „schwer machen", also sich so fest wie möglich auf den Boden pressen. Auf diese Weise üben die Schüler spielerisch Körperspannung aufzubauen und zu halten.

Nach Beendigung des Spiels kann man dann eine Reflexionsphase einlegen, bei der die Schüler ihre „Tricks" verraten, mit denen man dem „Bauer" das Ernten erschweren kann. Dabei könnte man dann – je nach Alter der Schüler – die Bedeutung der Körperspannung thematisieren und das Spiel anschließend gleich ein zweites Mal spielen und die Schüler dazu auffordern, bewusst auf diese Körperspannung zu achten.

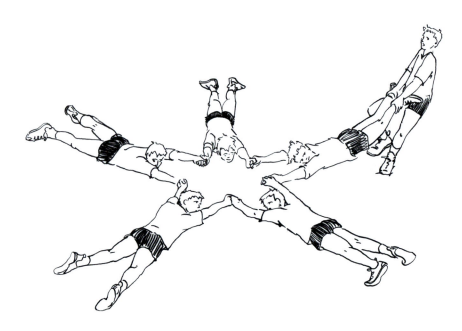

Wir reparieren das Tunneldach

Man stellt zwei Kästen so auf, dass sich ein Schüler mit den Schultern auf den einen Kasten und mit den Fersen auf den zweiten Kasten legen kann. Der Rumpf liegt nicht auf und muss daher durch Körperspannung gerade gehalten werden, so dass der Körper „das Tunneldach" bildet. Von diesen Tunneln bildet man mehrere, je nachdem wie viele Kästen zur Verfügung stehen. Die anderen Schüler krabbeln dann durch die so entstandenen Tunnel und bleiben dabei so nah wie möglich am Boden. Wenn der Schüler, der auf den Kästen liegt, die Spannung nicht mehr halten kann und den Po so weit absenkt, dass die Mitschüler nicht mehr durch den Tunnel passen, ist „das Tunneldach eingestürzt" und muss repariert werden, d.h. ein anderer Schüler nimmt seine Position ein und wird zum Dach.

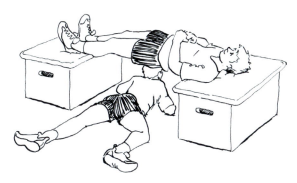

Wir fahren durch den Tunnel

Hierbei werden je nach Schülerzahl mehre Mannschaften gebildet. Bei 30 Schülern z.B. liegt es nahe, drei Mannschaften zu bilden. Die Mitglieder einer Mannschaft stellen sich hintereinander auf und gehen dann in die sog. Brücke, so dass ein „Tunnel" entsteht. Die Lehrkraft gibt dann das Startsignal, woraufhin sich der erste Schüler jeder Mannschaft aufrichtet und alle neun Brücken seiner Mannschaftskameraden durchkrabbelt. Wenn er fertig ist, ruft er „fertig!", und bildet eine weitere Brücke. Sobald der erste Schüler durch ist und „fertig" gerufen hat, krabbelt der zweite los usw. Die Mannschaft, bei der zuerst alle Schüler durch sind, hat gewonnen. Dadurch, dass jeder Schüler warten muss bis der Vorgänger durchgekrabbelt ist, ergibt sich eine ausreichend lange isometrische Haltezeit. Die Körperspannung muss allein schon deshalb aufrechterhalten werden, da sonst die Mitschüler nicht durchkrabbeln können. Als Variation kann der Tunnel auch dadurch gebildet werden, dass die Schüler sich in den Vierfüßerstand begeben.

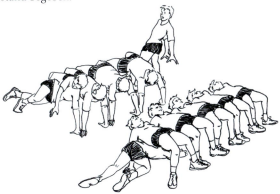

Das Dino-Ei in Sicherheit bringen (Staffellauf mit Medizinbällen)

Bei diesem Spiel wird den Schülern gesagt: „Stellt euch vor, Ihr seid Dino-Forscher, die gerade die letzten erhaltenen Eier einer ganz seltenen Dinosaurierart entdeckt haben. Eure Aufgabe ist es nun, ein Ei möglichst schnell in Sicherheit zu bringen, damit es in ein Museum gebracht und für die Nachwelt erhalten werden kann. Da die Dino-Eier sehr schwer sind, müsst Ihr Euch beim Transport abwechseln. Wenn ein Ei herunterfällt, ist es zerbrochen, dann müsst Ihr ein anderes holen. Aber aufgepasst: Es gibt nur noch drei Eier von jeder Dinosaurierart. Wenn Ihr drei Eier fallen lasst, ist die Dinoart ausgestorben".

Es werden mehrere Mannschaften mit gleicher Schülerzahl gebildet. Es handelt sich um eine Transportstaffel, bei der am Ende der zu laufenden Distanz ein hoher Kasten steht, der den Schülern etwa bis zur Brust reicht. Damit vermeidet man die ungünstigen Bück- oder Streckbewegungen, die entstehen würden, wenn der Ball auf dem Boden abzulegen wäre.

  Zu Beginn der Staffel hält der jeweils erste Läufer jeder Mannschaft einen Medizinball vor der Brust. Nach dem Startsignal der Lehrkraft läuft er los, läuft bis zum Kasten und legt den Ball darauf ab. Dies muss sorgfältig geschehen, da der Ball bei zu hektischer Ausführung herunter zu fallen droht. Wenn der Ball dennoch zu Boden fällt, muss der betreffende Schüler, dem der Ball heruntergefallen ist, zurücklaufen und einen neuen Medizinball holen. Um diesen Zeitverlust zu vermeiden, werden die Schüler motiviert sein, die entsprechende Sorgfalt walten zu lassen beim Ablegen des Balls auf dem Kasten. Passiert es dreimal in einem Durchgang, dass ein „Ei" herunterfällt, „ist die Dinoart ausgestorben", d. h. die Mannschaft hat verloren. Nach dem Ablegen des Balls auf dem Kasten läuft der Schüler zurück und klatscht den nächsten Läufer seiner Mannschaft ab. Dieser läuft bis zum Kasten, nimmt den Medizinball auf, trägt den Medizinball vor der Brust, läuft zurück und übergibt den Medizinball an den nächsten Läufer. Dieser legt den Ball wieder auf dem Kasten ab usw.

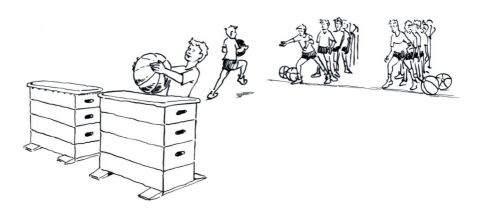

Rückendrücken

Die Klasse wird in zwei gleich große und gleich starke Mannschaften eingeteilt. Die Schüler haken sich mit den Armen beim linken und rechten Nebenmann ein. Die beiden Mannschaften stehen sich jeweils Rücken an Rücken gegenüber und befinden sich in der Mitte des vereinbarten Spielfelds. Auf das Startsignal hin, versucht jeder der Schüler sein Gegenüber aus dem Spielfeld heraus zu schieben, indem er mit seinem Rücken gegen dessen Rücken drückt. Eine Mannschaft hat erst dann gewonnen, wenn alle Mitglieder der anderen Mannschaft aus dem Feld gedrückt worden sind. Somit wird das Gewinnen und Verlieren immer als Mannschaft erlebt und ist niemals die Schuld bzw. der Verdienst eines Einzelnen.

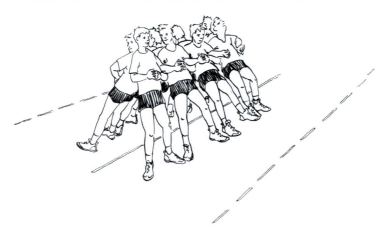

Bank-Zieh-Staffel

Bis zu vier Mannschaften werden gebildet. Jede Mannschaft stellt sich hinter einer Langbank auf, wenn möglich werden für jede Mannschaft zwei Langbänke hintereinander gestellt, über die sich die Schüler auf dem Bauch liegend entlang ziehen sollen. Das Ziel dieser Staffel besteht jedoch nicht darin, sich so schnell wie möglich, sondern sich mit so wenigen Zügen wie möglich bis zum Ende der Bank zu ziehen. Der jeweils erste Schüler jeder Mannschaft zählt, nachdem er sich über die Bank gezogen hat, alle Züge, die die andere Mannschaft benötigt hat bis alle Schüler durch sind. Die Mannschaft mit der geringsten Anzahl an Zügen hat die Staffel gewonnen.

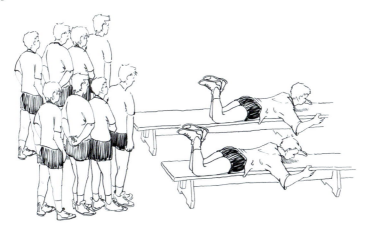

Stützhangeln durch die Barrengasse

Bei dieser Staffel werden zwei Mannschaften gebildet und zwei Barren parallel zueinander aufgestellt. Die Schüler stellen sich vor dem Barren auf. Nach dem Startsignal springt der Schüler, der als Erster dran ist in den Barrenstütz und hangelt sich in aufrechter Stützhaltung durch die Barrengasse. Wer „unterwegs" absetzen muss und den Boden berührt, muss drei Sekunden warten bevor er weitermachen kann. Am anderen Ende des Barrens steht eine Matte, auf die man springt, wenn man die Barrengasse durchquert hat und läuft anschließend wieder zum Ausgangspunkt zurück. Wenn der erste Schüler die Startlinie wieder erreicht hat, startet der nächste usw. Je nach Alter und Kraft der Schüler kann man die Staffel auch so ausführen, dass die Schüler nicht zurück zur Startlinie laufen, sondern auch den Rückweg im Stütz durch die Barrengasse absolvieren müssen. Eine weitere Variante besteht darin, dass jede Mannschaft in zwei Gruppen unterteilt wird und sich jeweils die Hälfte der Gruppe an jeweils einem Ende des Barrens aufstellt. Bei dieser Variante hangelt sich der erste Schüler ans entgegengesetzte Ende des Barrens, schwingt sich aus dem Barren heraus und der nächste Schüler beginnt in entgegengesetzter Richtung.

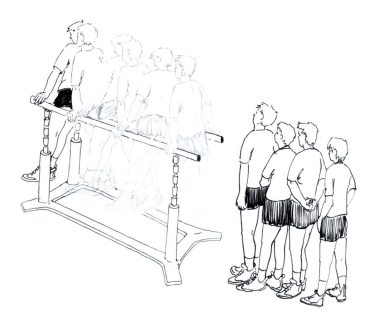

**Folgende Piktogramme
werden im Übungsteil verwendet:**

 = Zielmuskulatur

 = Hilfsmuskulatur

 = Schwierigkeitsgrad

 = Geräte/Materialien

 = Übungsbeschreibung

 = Wichtig/Achtung!

Klimmzüge und ihre Varianten
Klimmzug mit den Füßen auf einem Kasten

 Rücken (Latissimus), Armbeuger

 I (leicht)

 Beinstrecker

 Reck, Kasten

 Die Ausführung ist die wie beim Standardklimmzug, die Schienbeine liegen zu Beginn der Bewegung auf einem Kasten. Dadurch ruht nicht das gesamte Körpergewicht auf dem Armen, was die Bewegungsausführung erleichtert und den Klimmzug auch Schülern ermöglicht, die ihr Körpergewicht im Klimmzug nicht bewältigen können.

 Wichtig ist hierbei, dass nicht geschummelt wird und die Unterschenkel bzw. Füße nur soviel unterstützen wie nötig ist, um die Klimmzüge abschließen zu können, ansonsten würde aus einer Übung für den Latissimus und die Armbeuger eine Beinstreckübung.

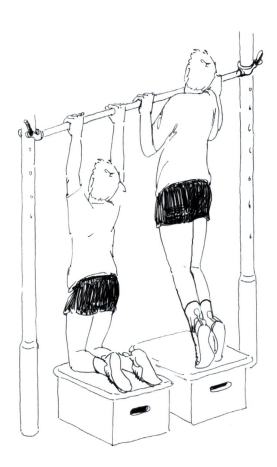

Klimmzüge im Liegehang mit den Füßen auf dem Boden

 Rücken (Latissimus), Armbeuger

 I–II (leicht bis mittel)

 Ganzkörperstabilisierung

 Reck

 Die Reckstange befindet sich in einer Höhe, bei der der Schüler im Liegehang mit ausgestreckten Armen den Boden nur mit den Füßen berührt. Mit etwa schulterweitem Obergriff wird die Reckstange umfasst und der Oberkörper zur Reckstange hin hochgezogen. Bei dieser Variante des Klimmzugs wird neben der Rücken- und Armbeugemuskulatur auch die Kapuzenmuskulatur stark beansprucht.

 Auf Ganzkörperspannung achten, das Gesäß nicht „durchhängen" lassen

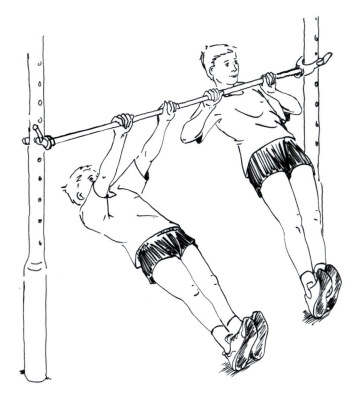

Klimmzüge im Liegehang mit den Fersen auf einem Kasten

 Rücken (Latissimus), Kaputzen- muskel, Armbeuger

 II (mittel)

 Ganzkörperstabilisierung

 Reck, Kasten

 Die Füße werden vor der Reckstange auf einem Kasten aufgesetzt und die Reck- stange wird umfasst. Der Körper wird durch Ganzkörperspannung stabilisiert, nach oben gezogen, und anschließend kontrolliert wieder abgesenkt.

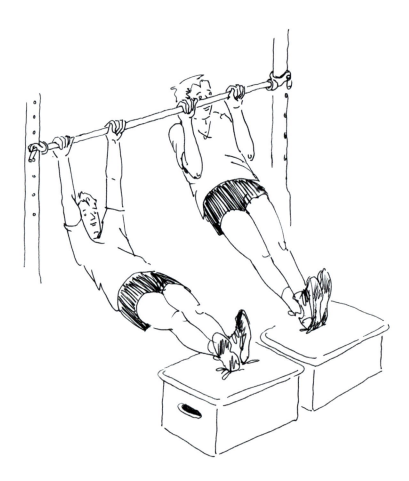

Regulärer Klimmzug

 Rücken (Latissimus), Kaputzenmuskel, Armbeuger

 Ganzkörperstabilisierung

 III bis IV
(schwer bis sehr schwer)

 Reck

 Die Reckstange befindet sich auf Überkopfhöhe. Der Schüler umfasst die Reckstange mit etwas mehr als schulterweitem Obergriff und zieht sich nach oben bis sich das Kinn oberhalb der Reckstange befindet. In dieser Position wird kurz inne gehalten bevor der Schüler in die Ausgangsposition zurückkehrt. Je nach Größe des Schülers und Höhe der Reckstange müssen eventuell die Beine nach hinten angewinkelt werden, um nicht auf dem Boden aufzusetzen. Diese Variante des Klimmzugs beansprucht vor allem die Rücken-, hintere Schulter- und Armbeugemuskulatur. Wenn Klimmzüge mit schulterweitem Untergriff ausgeführt werden, kann die Beanspruchung noch stärker auf die Armbeugemuskulatur verlagert werden. Klimmzüge sind eine sehr anspruchsvolle und für die meisten Schüler sehr schwere Übung. Sie sollte nur ausführen, wer mehrere Wiederholungen in korrekter Technik auszuführen vermag.

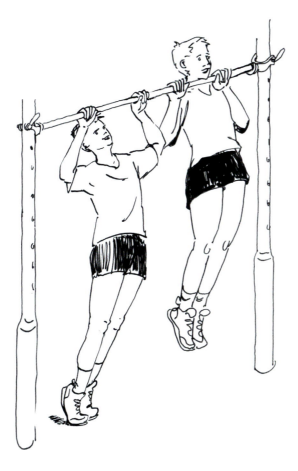

Liegestütz und seine Varianten
Liegestütz auf den Knien

 Brust- und Schultermuskulatur, Armstrecker

 I (leicht)

 Ganzkörperstabilisierung

 evtl. Matte

 Beim Liegestütz auf den Knien werden die Hände etwas breiter als schulterweit aufgesetzt. Die Finger zeigen nach vorn. Das Körpergewicht ruht auf den Händen und den Knien. Wie beim klassischen Liegestütz werden die Ellenbogen gebeugt und der Oberkörper langsam abgesenkt und anschließend langsam und kontrolliert nach oben gedrückt. Durch eine Vergrößerung bzw. Verminderung des Abstands zwischen Händen und Knien kann der Schwierigkeitsgrad weiter variiert und damit individuell genau angepasst werden.

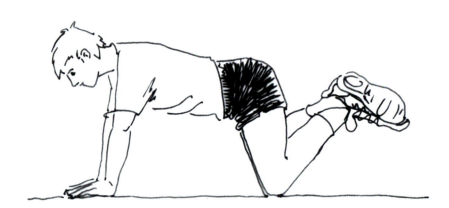

Liegestütz mit den Händen auf einem Kasten oder einer Langbank

 Brust- und Schultermuskulatur, Armstrecker

 II (mittel)

 Ganzkörperstabilisierung

 Kasten oder Langbank

 Beim Liegestütz auf einem Kasten werden die Hände etwas breiter als schulterweit aufgesetzt. Auf die Stabilität des Kastens ist zu achten. Wenn nötig kann ein weiterer Schüler den Kasten am anderen Ende stabilisieren. Alternativ kann auch eine Langbank gewählt werden, an der auch mehrere Schüler gleichzeitig trainieren können. Die Finger zeigen nach vorn. Das Körpergewicht ruht auf den Händen und Fußspitzen. Der Körper wird langsam abgesenkt und anschließend wieder kontrolliert in die Ausgangsposition zurückgedrückt. Auf Ganzkörperstabilisierung ist zu achten. Dies erreicht man am besten, indem man die Schüler auffordert, Bauch-, Schulter- und Gesäßmuskulatur anzuspannen.

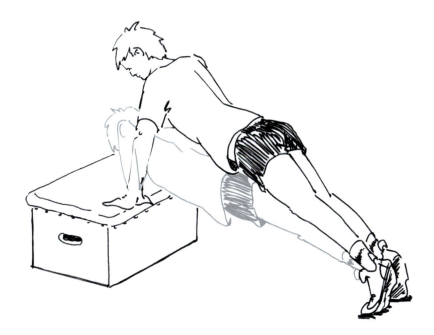

Liegestütz klassisch

 Brust- und Schultermuskulatur, Armstrecker

 III (schwer)

 Ganzkörperstabilisierung

 Kasten oder Langbank

 Bei der klassischen Variante des Liegestütz werden die Hände ebenfalls etwa schulterbreit auseinander aufgesetzt und die Arme anschließend gebeugt, so dass der Körper langsam abgesenkt wird. Auf Ganzkörperstabilisierung ist zu achten und darauf, dass die Bewegung nicht zu schnell ausgeführt wird.

 Ein häufig vorkommender Fehler der Bewegungsausführung besteht darin, dass lediglich die Hüfte abgesenkt wird, nicht aber der Oberkörper. Die Schüler sollten daher darauf hingewiesen werden, dass die erwünschte Bewegung erst durch das Beugen (und anschließende Strecken) der Arme zustande kommt.

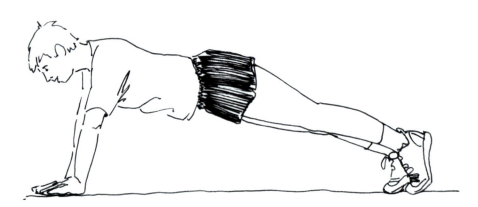

Liegestütze auf einem großen Gymnastikball

 Brust- und Schultermuskulatur, Armstrecker

 III (schwer) bis IV (sehr schwer)

 Ganzkörperspannung

 Großer Gymnastikball

 Der Schüler begibt sich in die Liegestütz-Position. Die Hände sind etwa schulterbreit auseinander. Die Füße ruhen auf einem großen Gymnastikball. Dadurch wird zum einen der Bewegungsradius erhöht und die Übung erschwert, zum anderen schult die Übung auch die Bewegungskoordination, dadurch dass der Ball als Auflagefläche für die Füße ein sehr instabiler Untergrund ist, was durch Ganzkörperspannung ausgeglichen werden muss.

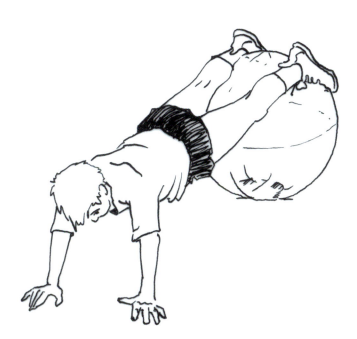

Liegestütz in der Bankgasse

 Brust- und Schultermuskulatur, Armstrecker

 IV (sehr schwer)

 Ganzkörperstabilisierung

 2 Langbänke

 Für besonders fortgeschrittene Schüler, die bei der klassischen Variante so viele Wiederholungen ausführen können, dass sie viel zu stark in den laktaziden Belastungsbereich und damit in eine unerwünscht hohe Belastungsdauer hineinkämen, kann eine sehr anspruchsvolle Übungsvariante gewählt werden, bei der die Bewegungsamplitude vergrößert und damit der Schwierigkeitsgrad weiter erhöht. Dazu rückt der Schüler zwei Langbänke so nah zusammen, dass er Füße und Hände entsprechend auf der jeweiligen Bank platzieren kann und führt die Liegestütze dann zwischen den beiden Bänken aus. Hierbei ist die Bewegungsamplitude leicht erhöht und die Notwendigkeit der Körperspannung noch einmal besonders betont.

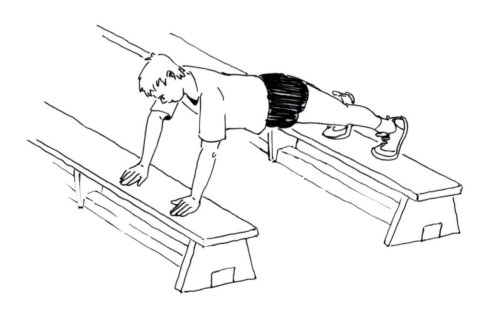

Armübestungen
Armbeugen mit Bällen

	Armbeuger		I (leicht) bis II (mittel), durch die Verwendung
	Unterarm- und Schultermuskulatur		Bälle

 Man steht aufrecht und hält in jeder Hand einen Ball. Die Arme sind im 90°-Winkel angewinkelt. Dann werden die Unterarme langsam abgesenkt und wieder in die Ausgangsposition zurückgeführt

 Wenn die Arme abgesenkt werden, müssen die Handflächen leicht nach oben angewinkelt werden, weil sonst die Bälle herunterfallen. Um die Armbeuger zu trainieren, ist auf eine betont langsame Bewegungsausführung zu achten, weil sonst Schwungkräfte die Beanspruchung von der Zielmuskulatur nehmen würden.

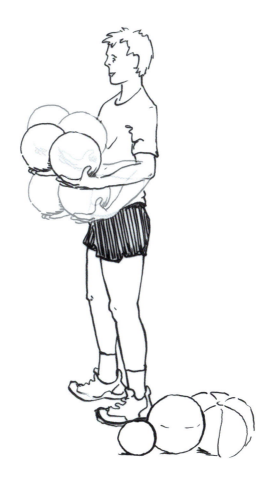

Klimmzüge mit Untergriff im Liegehang mit den Füßen auf dem Boden

 Armbeuger

 ll–III (leicht bis mittel)

 Ganzkörperstabilisierung, Rücken (Latissimus), Kaputzenmuskel

 Reck

 Die Reckstange befindet sich in einer Höhe, bei der der Schüler im Liegehang mit ausgestreckten Armen den Boden nur mit den Füßen berührt. Mit etwa schulterweitem Untergriff wird die Reckstange umfasst und der Oberkörper zur Reckstange hin hochgezogen. Bei dieser Variante des Klimmzugs wird die Belastung auf die Armbeugemuskulatur konzentriert, aber auch die Rücken- und Kapuzenmuskulatur wird stark beansprucht.

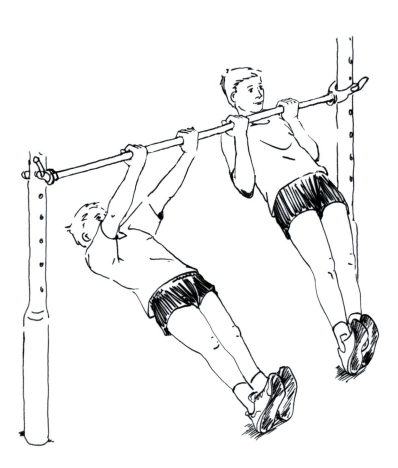

Klimmzüge mit Untergriff

 Armbeuger

 III bis IV
(schwer bis sehr schwer)

 Rücken (Latissimus), Kaputzenmuskel, Ganzkörperstabilisierung

 Reck

 Die Ausführung ist die gleiche wie bei der Variante mit Obergriff: Die Reckstange befindet sich auf Überkopfhöhe. Der Schüler umfasst die Reckstange mit
etwas mehr als schulterweitem Untergriff und zieht sich nach oben bis sich
das Kinn oberhalb der Reckstange befindet. In dieser Position wird kurz inne
gehalten bevor der Schüler in die Ausgangsposition zurückkehrt. Je nach Größe
des Schülers und Höhe der Reckstange müssen eventuell die Beine nach hinten
angewinkelt werden, um nicht auf dem Boden aufzusetzen. Diese Variante des
Klimmzugs beansprucht vor allem die Armbeuger, aber auch die Rücken- und
hintere Schultermuskulatur.

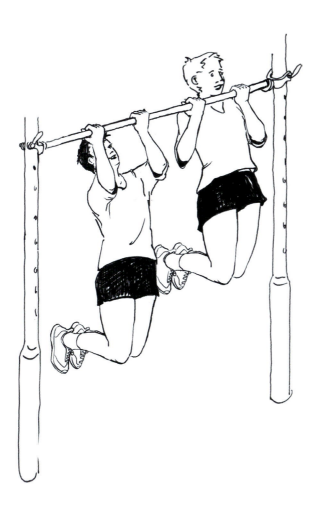

Halten im Barrenstütz

 Armstrecker, Stützmuskulatur

 I bis III, je nach der Höhe der Barrenholme und Dauer der Stützphase

 Schulter-, Brust- und Bauchmuskulatur; Ganzkörperstabilisierung

 Barren, Matten, evtl. Kasten

 Der Schüler steht vor dem Barren und ergreift die beiden (parallelen) Holme im Obergriff. Dann begibt er sich in den Stütz und versucht sich so lange wie möglich durch Ganzkörperspannung und das Kontrahieren der Stützmuskulatur im Stütz zu halten. Anschließend senkt er sich kontrolliert wieder ab in den Stand. Da bei dieser Ausführungsvariante die Beanspruchung der Stützmuskulatur im Vordergrund steht, kann anstelle des Sprungs in den Stütz auch ein Kasten zur Erleichterung der Aufwärtsbewegung benutzt werden.

 Niemals bis zum völligen Muskelversagen trainieren, damit man sich noch kontrolliert herablassen kann.

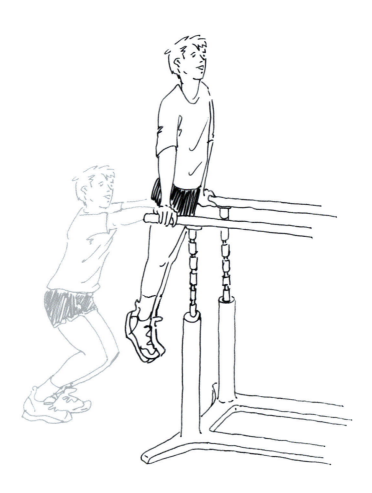

Dips am Kasten

 Armstrecker

 II (mittel)

 Rücken-, Brust-, Schultermuskulatur, Ganzkörperstabilisierung

 Kasten

 Der Schüler setzt die Hände etwa schulterweit auf dem Kasten auf. Die Füße stehen soweit vom Kasten entfernt, dass das Gesäß bei gestreckten Beinen abgesenkt werden kann. Anschließend drückt man sich wieder in die Ausgangsposition hoch.

 Je weiter die Fersen vom Kasten entfernt sind, desto schwerer wird die Übungsausführung.

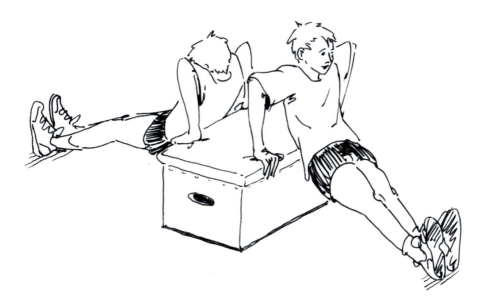

Beinübungen
Aufsteigen auf eine Stufe der Sprossenwand

 Beinstrecker, Gesäßmuskulatur, Wadenmuskulatur

 I (leicht)

 Latissimus, Schultermuskulatur zur Stabilisierung und Unterstützung

 Sprossenwand

 Bei dieser Übung steht der Schüler vor der Sprossenwand und umfasst eine etwa kopfhohe Sprosse, setzt dann einen Fuß auf einer der unteren Sprossen auf und steigt hinauf. Dann lässt er sich wieder kontrolliert in die Ausgangsposition herab und wiederholt den Bewegungsablauf. Je höher die Sprosse, auf die aufgestiegen wird, desto höher ist der Schwierigkeitsgrad der Übung.

 Ein „Spitzknie" ist zu vermeiden, d.h. die Sprosse sollte nur so hoch sein, dass der Oberschenkel in der Ausgangsposition parallel zum Boden ist und der Winkel zwischen Unter- und Oberschenkel 90 Grad nicht übersteigt.

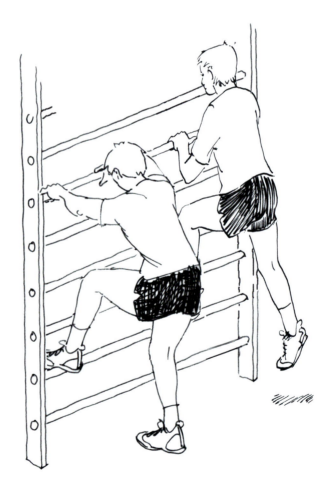

„Sitzen" an der Wand

 Beinstrecker, Gesäßmuskulatur, Wadenmuskulatur

 II (mittel)

 Beinbeuger

 Wand

 Bei dieser Übung stellen sich die Schüler mit dem Rücken zur Wand und begeben sich dann in eine Sitzhaltung. Je näher die Beinbeugung an die 90°-Marke heranreicht, desto schwieriger wird die Übungsausführung. Ein 90°-Winkel sollte jedoch nicht unterschritten werden, um unerwünschte Belastungen von den Knien zu nehmen. Die Arme werden vor der Brust verschränkt oder hängen seitlich herab. Diese Übung schult die Kraftausdauer.

 Hierbei handelt es sich zu den dynamischen Übungen um eine isometrische Übung, d.h. die Muskulatur verrichtet statische Haltearbeit und eignet sich daher gut zum Testen der statischen Kraftausdauer.

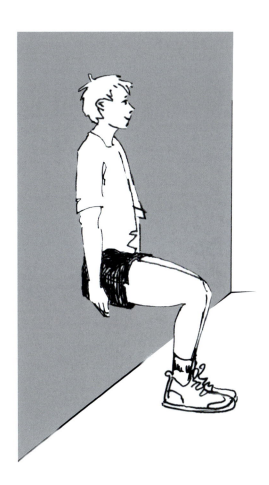

Partnerkniebeuge

 Beinstrecker, Gesäßmuskulatur

 II (mittel)

 Ganzkörperspannung

 keine

 Zwei etwa gleich große und gleich schwere Schüler stehen sich gegenüber und reichen sich beide Hände. Dabei umfassen sie jeweils die Handgelenke des anderen, um einen sicheren Griff zu haben. Dann gehen beide gleichzeitig in die Knie und drücken sich anschließend wieder hoch. Dabei lehnen sie sich ganz leicht nach hinten und stabilisieren die Bewegung durch Ganzkörperspannung und das gegenseitige Festhalten an den Armen.

 Ruckartige Bewegungen sind zu vermeiden.

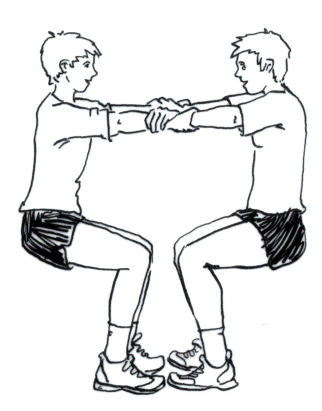

Einhändige Partnerkniebeuge

	Beinstrecker, Gesäßmuskulatur		III (schwer)
	Ganzkörperspannung		Keine

 Die Ausführung ist die gleiche wie bei der beidhändigen Partnerkniebeuge, nur dass sich die Schüler nur eine Hand geben.

 Ruckartige Bewegungen sind zu vermeiden.

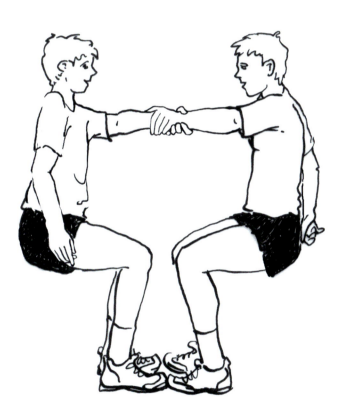

Einbeinige Partnerkniebeuge

 Beinstrecker

 IV (sehr schwer)

 Ganzkörperspannung

 keine

 Die Ausführung ist die gleiche wie bei der beidbeinigen Partnerkniebeuge, nur dass die Schüler bei der einbeinigen Variante nur auf einem Bein stehen und das nichtbelastete Bein nach hinten anwinkeln.

 Ruckartige Bewegungen sind zu vermeiden.

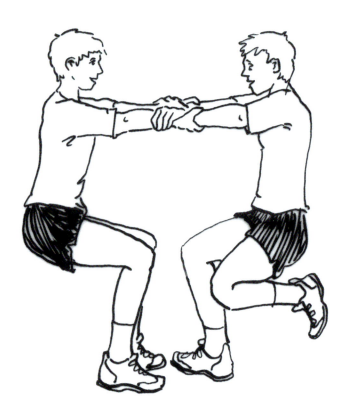

Frontkniebeuge mit Ball

 Beinstrecker

 III (schwer) bis
IV (sehr schwer)

 Schultermuskulatur, Ganzkörperspannung

 Bälle unterschiedlicher Größen
und Gewichte

 Die Schüler führen Kniebeugen aus und halten dabei einen Ball auf Brusthöhe
vor dem Körper. Je nach Alter und Leistungsvermögen der Schüler kann mit
unterschiedlich schweren Bällen gearbeitet werden, um den Schwierigkeitsgrad
der Übung zu variieren.

 „Spitzknie" vermeiden

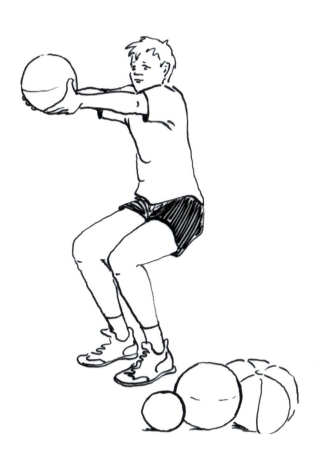

Einbeinige Kniebeuge mit Stabilisierung

 Beinstrecker, Gesäßmuskulatur, Wadenmuskulatur

 III (schwer)

 Latissimus, Schultermuskulatur zur Stabilisierung und Unterstützung

 Sprossenwand

 Bei dieser Übung stellt sich der Schüler in Längsrichtung zur Sprossenwand auf und umfasst mit der sprossennahen Hand eine etwa hüfthohe Sprosse. Dann wird das sprossennahe Bein nach hinten angewinkelt und eine einbeinige Kniebeuge ausgeführt. Anschließend wird die Bewegung mehrfach wiederholt, dann die Körperseite gewechselt und die Kniebeugen mit dem anderen Bein ausgeführt. Das Festhalten an der Sprosse dient zur Fixierung der Körperachse bei dieser koordinativ anspruchsvollen Übung.

 Ein „Spitzknie" ist zu vermeiden, d.h. dass der Oberschenkel in der Ausgangsposition parallel zum Boden ist und der Winkel zwischen Unter- und Oberschenkel 90 Grad nicht unterschreitet.

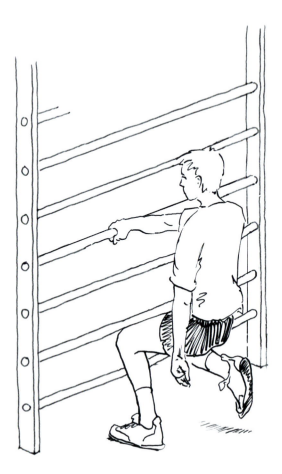

Kniebeuge mit kleinem Gummiball

 Beinstrecker

 II (mittel) bis III (schwer)

 Adduktoren

 Bälle unterschiedlicher Größen und Gewichte

 Bei dieser Übung werden Kniebeugen ausgeführt, wodurch die Übungsausführung dadurch anspruchsvoller wird, dass zwischen den Knien oder Adduktoren ein Gummiball fixiert werden muss. Der Schwierigkeitsgrad der Übung kann variiert werden, indem Bälle von unterschiedlicher Größe und unterschiedlichem Gewicht gewählt werden. Je schwerer der Ball desto anspruchsvoller wird die Übung.

 „Spitzknie" vermeiden

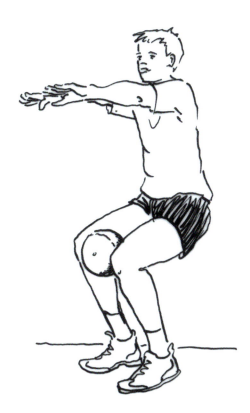

Hüftheben mit den Füßen auf einem Kasten

 Beinbeuger, Gesäßmuskel

 I bis II (leicht bis mittel), je nach der Höhe des Kastens

 Rumpfstabilisierung

 Kasten, Matte

 Bei dieser Übung legen sich die Schüler so vor einen Kasten, dass die Fersen auf dem Kasten aufliegen. Die Arme liegen seitlich neben dem Körper auf. Anschließend wird die Hüfte angehoben bis nur noch der Schultergürtel und die Arme aufliegen. Das Körpergewicht lastet dann auf den Fersen, den Schultern und den Armen, wodurch eine Ganzkörperspannung erzielt wird.

 Die Schultern bleiben während der ganzen Zeit am Boden, damit die Halswirbelsäule nicht belastet wird.

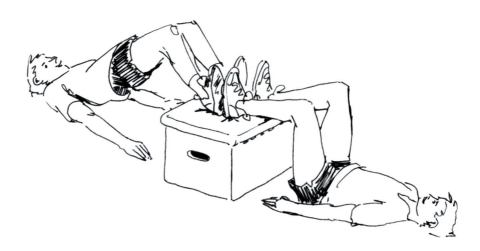

Adduktoren- und Abduktorenkontraktion

 Oberschenkelinnen- und Außenseite

 I bis III, je nach der Höhe des ausgeübten Drucks

 Hüft- und Gesäßmuskulatur, Oberkörperstabilisierung

 evtl. Matte

 Zwei Schüler sitzen sich mit gespreizten und ausgestreckten Beinen gegenüber. Der Oberkörper wird aufrecht und gerade gehalten. Die Innenseite der Füße des einen Schülers befindet sich an der Außenseite der Füße des anderen Schülers. Der Schüler, dessen Füße innen sind, versucht die Beine des anderen Schülers auseinander zu drücken, während der Außensitzende versucht, die Beine des Innensitzenden zusammen zu drücken.

 Nach dem Absolvieren der Übung wird die Fußhaltung getauscht, so dass nach dem Training der Adduktoren gleich anschließend die Abduktoren trainiert werden und umgekehrt.

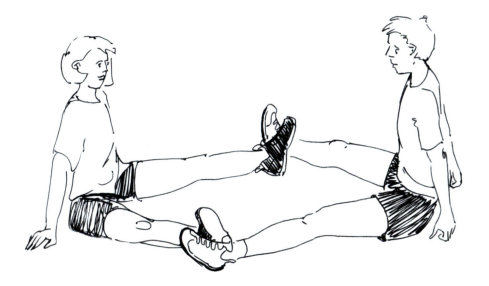

Körperstabilisierende Übungen
Alternierende Waage

 Rückenstrecker

 I bis II (leicht bis mittel)

 Bauchmuskulatur, Rumpf- und Gesäßmuskulatur, Ganzkörper-stabilisierung

 evtl. Matte

 Zunächst begibt sich der Schüler in die sog. Bankstellung, so dass beide Unterschenkelvorderseiten und beide Hände auf dem Untergrund aufliegen. Dann wird das linke Bein langsam nach hinten durchgestreckt bei gleichzeitigem Ausstrecken des rechten Armes. Anschließend wird die Bewegung wieder zurückgeführt und dann mit dem jeweils anderen Arm und Bein wiederholt. Auf die folgenden Punkte ist zu achten: Das Hauptaugenmerk gilt der Ganzkörperspannung, eine Beckenkippung ist unbedingt zu vermeiden, Arme und Beine sollten nicht über Rumpfhöhe angehoben werden, der Blick ist leicht nach vorn gerichtet, niemals gerade aus oder gar nach oben.

Der Rücken ist gerade zu halten und die Halswirbelsäule darf nicht überstreckt werden. Dies verhindert man ganz einfach, indem der Blick auf den Boden oder leicht nach vorn gerichtet ist, aber niemals nach oben (etwa zur Hallendecke).

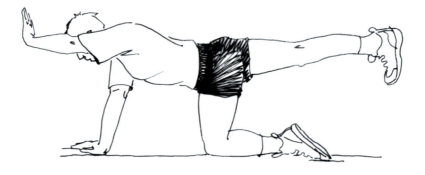

Unterarmstütz

 Bauchmuskulatur, Brust-, Rücken-, Rumpf- und Gesäßmuskulatur

 II (mittel)

 Ganzkörperstabilisierung

 evtl. Matte

 Die Schüler legen sich flach auf den Boden. Die Unterarme werden dann unter dem Körper aufgesetzt und der Körper so angehoben, dass nur noch die Unterarme und die Fußspitzen auf dem Boden aufliegen. Hinterkopf, Schulter und Gesäß sollten etwa eine Linie bilden. Der Blick ist nach unten zwischen die Unterarme gerichtet.

Der Rücken ist gerade zu halten und die Halswirbelsäule darf nicht überstreckt werden.

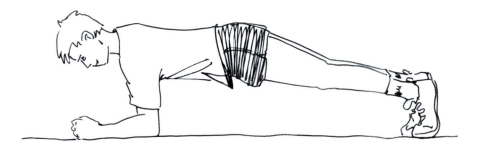

Liegestütz mit erhöhten Armen und Beinen

 Bauchmuskulatur, Brust-, Rücken-, Rumpf- und Gesäßmuskulatur

 III (schwer)

 Ganzkörperstabilisierung

 2 Langbänke, Matte

 Diese Variante des Liegestütz dient vor allem als körperstabilisierende Übung, bei der Muskeln im ganzen Körper angespannt werden müssen. Anders als beim konventionellen Liegestütz ist ein Aufsetzen der Knie nicht möglich. Die Übung muss äußerst „sauber" ausgeführt werden. Alternativ: möglichst langes Halten in der Ausgangsposition.

 Nicht bis zum Muskelversagen gehen. Nach Beendigung der Übung muss noch genügend Kraft vorhanden sein, um kontrolliert aus der Bankgasse herauszugehen.

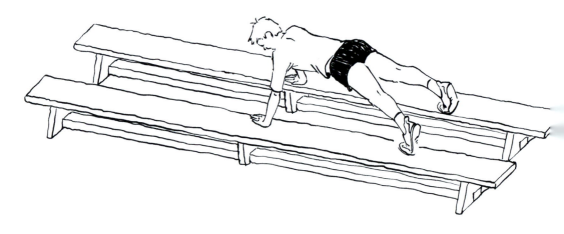

Einarmiger seitlicher Unterarmstütz

 Bauchmuskulatur, Brust-, Rücken-, Rumpf- und Gesäßmuskulatur

 III bis IV (schwer bis sehr schwer)

 Ganzkörperstabilisierung

 evtl. Matte

 Der Schüler liegt auf der Seite und setzt den um 90° von der Körperachse abgesetzten Unterarm auf dem Boden auf. Der andere Arm ist an die nach oben gerichtete Körperseite angelehnt. Lediglich der Unterarm und der Fuß der gleichen Körperseite haben Kontakt mit dem Boden. Es ist darauf zu achten, dass die Hüfte nicht nach unten durchhängt. Die Übung wird noch anspruchsvoller, wenn das obere Bein leicht abgespreizt wird bis sich der Fuß etwa auf der Höhe der Hüfte befindet.

 Für eine ausgewogene Muskelbeanspruchung ist es wichtig, dass die Übung für beide Körperseiten absolviert wird.

77

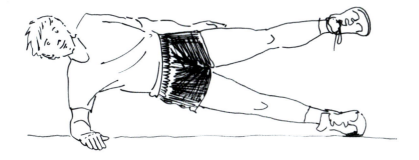

Partnerübung „Abschleppwagen"

 Oberkörpermuskulatur

 III (schwer)

 Ganzkörperspannung

 2 Teppichfliesen

 Bei dieser Übung steht ein Schüler auf einer großen Teppichfliese (oder auf zwei kleinen), baut Körperspannung auf, beugt sich leicht nach vorn und hält die Arme auf Brusthöhe angewinkelt vor dem Körper. Die Handflächen zeigen nach vorne. Der Partner nimmt die gleiche Körperhaltung ein und schiebt den Mitschüler nach vorn (vom angeschobenen Schüler aus betrachtet nach hinten) bis zu einem vereinbarten Punkt oder einer Markierung, dann wird getauscht.

 Das Wegschieben erfördert ein Höchstmaß an Körperspannung und funktioniert nur, wenn nicht gestoßen, sondern gleichmäßig geschoben wird.

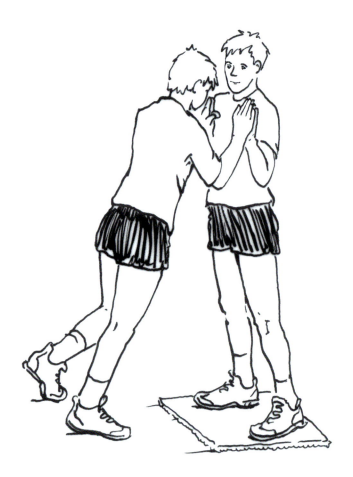

Übungen für die Bauch-/Rumpfmuskulatur:
Crunches (Bauchpressen)

 Gerade und seitliche Bauchmuskulatur

 I bis II (leicht bis mittel)

 Rumpfmuskulatur

 evtl. Matte

 Der Schüler liegt flach auf dem Rücken und winkelt die Beine an, so dass die Oberschenkel im 90°-Winkel angehoben werden und die Unterschenkel parallel zum Boden sind. Die Arme werden vor der Brust verschränkt. Dann werden Kopf und Schultern vom Boden abgehoben, der untere Rücken liegt hingegen jederzeit auf. In der Endposition sollte kurz verharrt werden bevor die Schultern wieder kontrolliert abgesenkt werden. Eine Variante der Übung besteht darin, die Schultern beim Aufrichten leicht zur gegenüberliegenden Seite zu drehen, d. h. linke Schulter zum rechten Knie und umgekehrt.

Die Arme sollten vor der Brust verschränkt werden und nicht den Nacken umfassen, weil dabei, insbesondere bei fortschreitender Ermüdung, die Gefahr besteht, dass am Nacken gezerrt wird, was aus Gründen der Verletzungsprophylaxe unbedingt zu vermeiden ist.

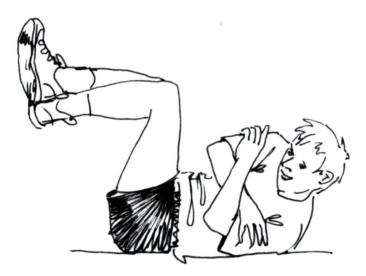

Knieheben an der Sprossenwand

 Bauchmuskulatur

 II (mittel)

 Hüft- und Haltemuskulatur, vor allem Rücken (Latissimus)

 Sprossenwand

 Man stellt sich mir dem Rücken vor eine Sprossenwand, streckt die Arme nach oben, ergreift in dieser Höhe eine Sprosse der Sprossenwand und hält sich daran fest, so dass die Beine vom Boden abgehoben werden können. Anschließend werden die Beine angewinkelt angehoben bis die Knie sich fast auf Brusthöhe befinden

 Die Bewegung muss betont langsam und kontrolliert ausgeführt werden. Wenn die Bewegung mit zu viel Schwung ausgeführt wird, wird der Oberkörper zu stark gegen die Sprossenwand gedrückt. Zum abpolstern kann man auch eine Matte hochkant vor die Sprossenwand stellen, vorausgesetzt die oberen Sprossen bleiben frei, damit man sie ergreifen und sich daran festhalten kann.

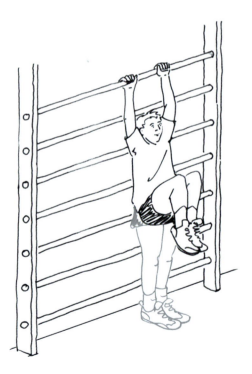

Seitliches Hüftheben mit den Füßen auf einem Kasten

 Bauch- und Hüftmuskulatur

 ohne Kasten: II (mittel)
mit Kasten: III (schwer)
mit Kasten und Anheben des
Beines: IV (sehr schwer)

 Ganzkörperspannung

 Kasten, Matte

 Der Schüler liegt auf der Seite und setzt den um 90° von der Körperachse abgesetzten Unterarm auf dem Boden auf. Der andere Arm ist an die nach oben gerichtete Körperseite angelehnt. Lediglich der Unterarm hat Kontakt mit dem Boden. Der Unterschenkel der gleichen Körperseite liegt seitlich auf dem Kasten auf, der andere liegt darüber. Zur Erleichterung der Übung können auch beide Unterschenkel aufgelegt werden.

 Es ist darauf zu achten, dass die Hüfte nicht nach unten durchhängt und eine seitliche Beckenkippung vermieden wird.

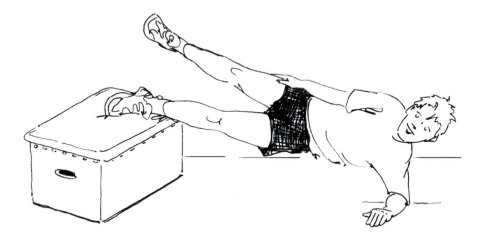

Allgemeine Kräftigungsübungen
Crunch mit einem Ball zwischen den Füßen

 Bauchmuskeln

 II bis III (mittel bis schwer)

 Adduktoren

 Bälle unterschiedlicher Größen und Gewichte

 Der Schüler liegt auf dem Rücken und winkelt die Beine so an, dass die Unterschenkel parallel zum Boden sind. Ober- und Unterschenkel bilden einen rechten Winkel zueinander. Dadurch wird sichergestellt, dass der Rücken vollständig aufliegt und die Wirbelsäule maximal entlastet wird. Aus der Rückenlage wird dann der Oberkörper so weit angehoben, dass die Schultern komplett vom Boden abgehoben sind. Die isometrische Kontraktion, mit der der Ball zwischen den Füßen gehalten wird, trägt dazu bei, die Bewegung zu intensivieren.

 Um die Halswirbelsäule nicht zu belasten, sollten die Hände nicht in den Nacken gelegt, sondern vor der Brust verschränkt werden.

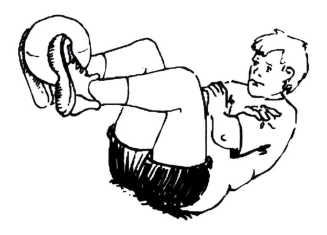

Vierfüßergang über die Bankgasse

 Arm-, Schulter-, Bein- und Hüftmuskulatur

 I (leicht)

 Ganzkörperkräftigung

 Langbänke

 Zwei Langbänke werden zu einer parallelen Bankgasse angeordnet. Die Schüler setzen Hände und Füße auf und bewegen sich im sog. Vierfüßergang über die Bankgasse. Die Bauch-, Gesäß- und Torsomuskulatur stabilisieren dabei den Körper. Der Blick ist nach unten oder nur leicht nach vorn gerichtet, um eine Überstreckung der Halswirbelsäule zu vermeiden.

 Den Schülern sollte gesagt werden, dass das Gesäß den höchsten Punkt bei dieser Bewegung bildet. Dadurch erreicht man ohne größere Erklärungen, dass die erforderliche Ganzkörperstabilisierung erreicht wird.

83

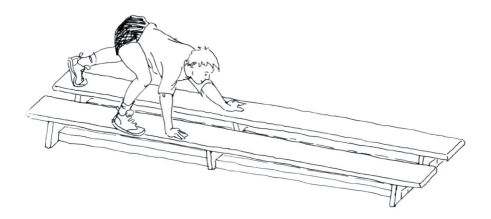

Ziehen über die Bank

 breiter Rückenmuskel, Armbeuger

 I (leicht)

 Kaputzenmuskel, Schultern

 eine Langbank oder mehrere Langbänke

 Die Bank wird mit beiden Händen parallel an den Längsseiten gefasst, der Körper flach auf die Bank aufgelegt. Die Schüler ziehen sich dann auf der Bank entlang bis die Hände auf Schulterhöhe sind. Dann werden Arme wieder ausgestreckt und die Seiten der Bank erneut umfasst und es erfolgt die nächste Zugbewegung.

 Der Blick ist nach unten gerichtet, um eine Überstreckung der Halswirbelsäule zu vermeiden.

Pos. I   Pos. II

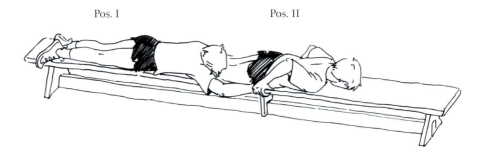

Ziehen über die einseitig erhöhte Bank

	breiter Rückenmuskel, Armbeuger		I (leicht) bis II (mittel), je nach Steigung der Bank
	Kaputzenmuskel, Schultern		Langbank, Kasten oder Sprossenwand

 Die Bank wird mit beiden Händen parallel an den Längsseiten gefasst, der Körper flach auf die Bank aufgelegt. Die Schüler ziehen sich dann auf der Bank entlang bis die Hände auf Schulterhöhe sind. Dann werden Arme wieder ausgestreckt und die Seiten der Bank erneut umfasst und es erfolgt die nächste Zugbewegung.

 Der Blick ist nach unten gerichtet, um eine Überstreckung der Halswirbelsäule zu vermeiden.
Auf sichere Befestigung der Bank ist unbedingt zu achten. Der Fuß der Bank kann zur Sicherung auch in eine Sprossenwand eingehängt werden.

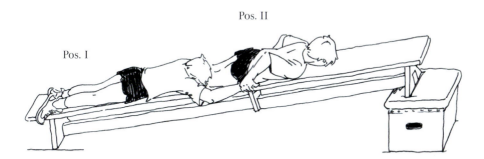

Pos. II

Pos. I

„Rudern" auf Teppichfließen

 Rückenmuskulatur, Armstrecker

 II (mittel) bis III (schwer)

 Rumpfstabilisatoren

 2 Teppichfliesen

 Der Schüler sitzt auf einer Teppichfliese und stellt die Füße auf eine weitere Fliese (leichtere Variante) oder hebt sie an (schwerere Variante). Dann setzt er die Hände neben dem Körper auf und schiebt sich nach hinten. Diese Bewegung wird bis zu einer Markierung ausgeführt, dann kommt ein anderer Schüler an die Reihe.

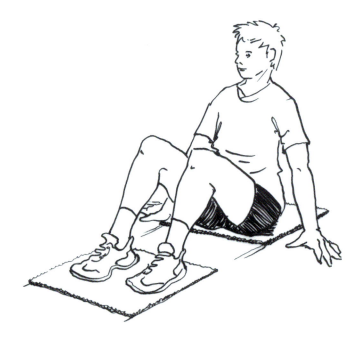

Sprung in den Barrenstütz

 Stützmuskulatur des Oberkörpers, Oberschenkel und Waden

 III (schwer)

 Ganzkörperstabilisierung

 Barren, Matten

 Der Schüler steht vor dem Barren, greift die Holme, geht dann leicht in die Knie um Schwung zu holen und drückt sich dann unter Nutzung der Sprungkraft der Beine in den Stütz. Anschließend lässt er sich langsam und kontrolliert in die Ausgangsposition herab.

 Die Übung ist koordinativ anspruchsvoll und sollte mehrfach bei geringer Holmhöhe geübt werden bevor die Höhe progressiv gesteigert werden kann. Auf eine ausreichende Absicherung durch Matten ist zu achten.

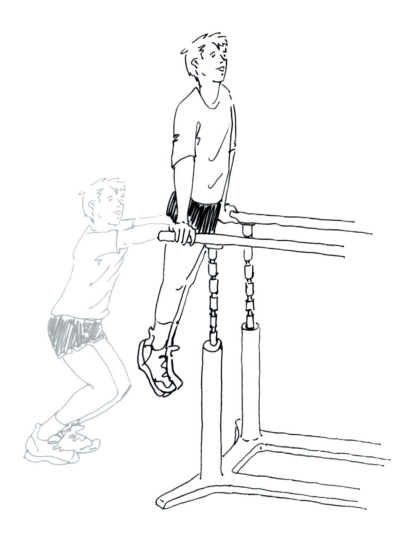

Barrenstütz

 Brust, Schultern und Armstrecker

 IV (sehr schwer)

 Ganzkörperstabilisierung

 Barren, Matten

 Der Schüler begibt sich in den Barrenstütz. Dies kann erleichtert werden, indem ein Kasten vor den Barren gestellt wird, auf den der Schüler steigt und dann in den Barrenstütz geht. Anschließend wird der Oberkörper langsam und kontrolliert abgesenkt bis die Brust sich etwa auf der Höhe der Holme befindet. Ein tieferes Absenken ist weder erforderlich noch sinnvoll. Anschließend drückt sich der Schüler wieder zurück in die Ausgangsposition. Je nach Höhe der Holme und Beinlänge des Schülers ist es dabei eventuell erforderlich, die Beine nach hinten anzuwinkeln, um tief genug herunter gehen zu können, ohne mit den Beinen den Boden zu berühren.

 Nur für Fortgeschrittene!
Auf eine ausreichende Absicherung durch Matten ist zu achten.

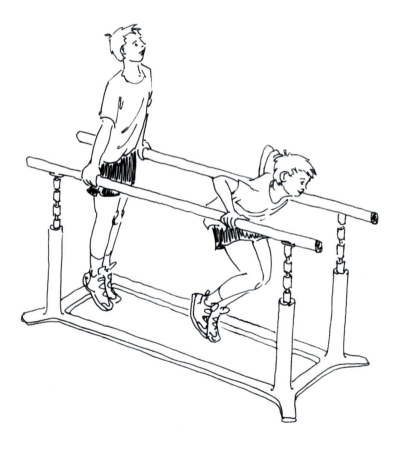

Stützhangeln durch die Barrengasse

 Stützmuskulatur des Oberkörpers

 II (mittel) bis III (schwer)

 Ganzkörperstabilisierung

 Barren, Matten

 Bei dieser Übung springen die Schüler in den Barrenstütz und hangeln sich dabei bis zum Ende die Barrengasse entlang. Hierbei ist auf eine gute Ganzkörperspannung zu achten. Die beim Stützhangeln erforderlichen einseitigen Bewegungen müssen jeweils von der anderen Körperseite ausgeglichen werden.

 Wenn die Stützkraft noch nicht ausreicht, hangeln sich die Schüler nur soweit die Kraft reicht, setzen kurz ab und führen dann die Bewegung fort.
Auf eine ausreichende Absicherung durch Matten ist zu achten.

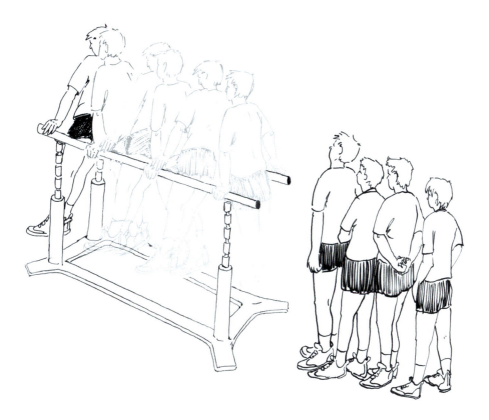

Sprung in den Stütz am Reck

 Stützmuskulatur des Oberkörpers

 II (mittel)

 Ganzkörperstabilisierung

 Reck, Matten

 Der Schüler steht vor dem Reck. Die Reckstange befindet sich etwa auf Brusthöhe. Der Schüler umfasst die Reckstange mit etwas mehr als schulterweitem Obergriff, beugt die Knie, drückt sich mit der Sprungkraft der Beine ab und springt in den Stütz. Anfangs sollten die Schüler die Sprungbewegung mehrfach üben bevor sie in den Stütz springen, um die entsprechende Sicherheit zu erlangen, die für den Sprung in den Stütz am Reck erforderliche Koordination zu erlangen.

 Auf eine ausreichende Absicherung durch Matten ist zu achten.

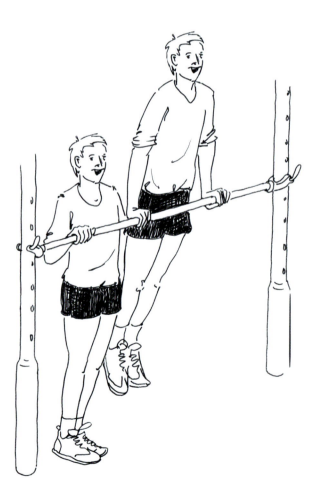

Übersicht über die wichtigsten Begriffe

Übung

Unter einer Übung versteht man die Ausführung eines bestimmten Bewegungsablaufs. Zu den bekanntesten Übungen zählen Klassiker wie der Liegestütz, der Klimmzug oder die Kniebeuge. Die englische Bezeichnung exercise geht direkt zurück auf den lateinischen Begriff exercitium, wodurch deutlich wird, dass schon vor 2000 Jahren Übungen zur körperlichen Ertüchtigung durchgeführt wurden. Von jeder Übung können unterschiedliche Varianten ausgeführt werden. Bei den Kniebeugen kann man den Abstand der Füße voneinander variieren, bei den Klimmzügen unterschiedlich weit greifen und bei den Liegestützen die Füße oder Hände erhöhen, je nachdem wie schwer die Ausführung gestaltet werden soll. Eine Übung besteht aus einer Anzahl von Wiederholungen.

Wiederholung

Die vollständige Ausführung des Bewegungsablaufs einer Übung wird als Wiederholung bezeichnet. Bei einem Klimmzug beginnt eine Wiederholung in der untersten Position, mit ausgestreckten Armen. Dann zieht man sich hoch, bis sich das Kinn auf Höhe der Stange befindet. Diese Position wird kurz gehalten und dann senkt man sich langsam und kontrolliert wieder in die Ausgangsposition ab. Dieser Ablauf wird als eine Wiederholung gezählt. Eine bestimmte Anzahl an Wiederholungen hintereinander ohne Pause ist ein Satz.

Satz

Ein Satz, früher auch als „Serie" bezeichnet, besteht aus einer bestimmten Anzahl an Wiederholungen hintereinander bzw. der entsprechenden Anspannungszeit. Der Satz ist beendet, wenn die angestrebte Wiederholungszahl erreicht ist oder die zunehmende Erschöpfung keine weiteren Wiederholungen mehr zulässt. In Abhängigkeit vom jeweiligen Trainingsziel dauern Sätze üblicherweise von 30 bis 120 Sekunden. Bei einigen Trainingsmethoden orientiert man sich weniger an der Anzahl der Wiederholungen als an der Anspannungszeit (time under tension) eines Satzes.

Kontraktionsformen

Da jede Wiederholung aus einem Anheben, einem Halten und einem Absenken des Widerstands besteht, ergeben sich daraus drei unterschiedliche Kontraktionsformen. Der Muskel muss also während einer Wiederholung drei unterschiedliche Arbeitsweisen ausführen. Wird ein Gewicht angehoben, spricht man von der positiven bzw. konzentrischen Phase. Das Halten des Gewichts ist die statische und das kontrollierte Absenken des Gewichts ist die exzentrische Phase. Muskelkontraktionen bestehen somit aus drei unterschiedlichen Formen: Während der positiven Phase kontrahiert der Muskel konzentrisch, d. h. er zieht sich zusammen. Während der statischen Haltephase kontrahiert der Muskel isometrisch. Dabei kann die Muskelspannung zunehmen, die Länge der Muskelfasern bleibt jedoch gleich (iso = gleich, metrisch = das Maß betreffend). Bei der exzentrischen Kontraktion wird der Muskel dann wieder gegen einen Widerstand gedehnt. Die drei Kontraktionsformen werden auch als überwindende Arbeit (positiv/konzentrisch), haltende Arbeit (statisch/isometrisch) und nachgebende Arbeit (exzentrisch/negativ) bezeichnet.

Einsatz- und Mehrsatztraining

Um alle Skelettmuskeln des Körpers zu trainieren, sind mindestens drei verschiedene Arten von Übungen erforderlich, nämlich eine Übung unter Beteiligung der Hüft- und Beinregion, eine Drückübung und eine Zugübung. Ein Beispiel hierfür wäre ein Programm aus Kniebeugen, Liegestützen und Klimmzügen. Ein Trainingsprogramm bei einem Muskeltraining besteht somit immer aus verschiedenen Übungen. Wird von jeder Übung ein Satz ausgeführt, spricht man vom Einsatztraining. Mehrere Sätze von ein- und derselben Übung sind ein Mehrsatztraining. Dabei spielt es keine Rolle, ob jemand z. B. drei Sätze Kniebeugen hintereinander macht und dann drei Sätze Liegestützen usw., oder ob es ein Zirkeltraining ist, bei dem man nacheinander alle Übungen macht und den Zirkel mehrfach durchläuft. In beiden Fällen handelt es sich um ein Mehrsatztraining.

Trainingsparameter
Jedes Trainingsprogramm lässt sich einteilen in die sogenannten Parameter, auch Belastungsnormativa genannt: Trainingsumfang, Trainingshäufigkeit, Trainingsdichte, Trainingsdauer und Trainingsintensität. Diese Begriffe sind jeweils klar definiert, weshalb sich Trainingsprozesse und -programme eindeutig beschreiben und an die jeweiligen Bedürfnisse anpassen lassen.

Häufigkeit
Der Begriff Häufigkeit bezieht sich in den allermeisten Fällen auf die Anzahl der Trainingseinheiten pro Woche. Andere Häufigkeiten haben ihre eigenen Beschreibungen wie Wiederholungszahl, Satzzahl usw.

Dichte
Hierbei unterscheidet man zwischen Reizdichte und Trainingsdichte. Die Reizdichte beschreibt die Pause zwischen zwei Sätzen, die Trainingsdichte die Pause zwischen zwei Trainingseinheiten. Die Trainingsdichte ergibt sich aus der Anzahl der Trainingseinheiten pro Woche und deren zeitlichem Abstand. Je kürzer die der zeitliche Abstand zwischen zwei Trainingseinheiten ist, desto größer wird die Dichte und umgekehrt.

Dauer
Dieser Parameter beschreibt die Dauer einer Trainingseinheit in Minuten und lässt noch einmal in „Brutto" (wie lange dauert es vom Betreten der Trainingsfläche, Sporthalle etc. bis zum Verlassen der Sportstätte) und „Netto" (Gesamttrainingszeit abzüglich aller Pausen und Unterbrechungen) differenzieren. Bei einem Muskeltraining von 40 Minuten, bei dem zehn Sätze mit einer Anspannungszeit von jeweils 90 Sekunden trainiert werden, beträgt die Brutto-Trainingsdauer somit 40 Minuten und die Netto-Trainingsdauer 15 Minuten.

Umfang
Der Trainingsumfang beinhaltet alle Trainingseinheiten, Sätze und Wiederholungen innerhalb einer bestimmten Zeitspanne, üblicherweise einer Woche.

Intensität
Die Intensität beim Krafttraining wird differenziert nach der relativen Intensität und der Belastungsintensität. Ein anderes Wort für Belastungsintensität ist Trainingsintensität.

Relative Intensität
Die relative Intensität beschreibt die Höhe des verwendeten Gewichts in Prozent des Maximalgewichts. Ein Gewichtheber, der maximal 100 Kilogramm einmal heben kann und dann im Training Gewichte von 80 Kilogramm stemmt, arbeitet mit einer Intensität von 80 %. Bei Gewichten von 60 Kilogramm sind es dementsprechend 60 %. Die Höhe des verwendeten Gewichts sagt aber nichts darüber aus, wie sehr der Sportler sich dabei anstrengt. Dafür gibt es die Trainingsintensität.

Trainingsintensität

Wie sehr sich jemand beim Muskeltraining anstrengt und wie nah die Person an ihre Leistungsgrenze kommt, lässt sich sehr genau durch die Trainingsintensität beschreiben.

Die vier Stufen der Trainingsintensität beim Muskeltraining	
nWM	Das Nicht-Wiederholungsmaximum: z. B. elf Wiederholungen mit einem Gewicht, mit dem man 20 Wiederholungen machen könnte
WM	Das Wiederholungsmaximum: z. B. elf Wiederholungen mit einem Gewicht, mit dem man auch nicht mehr als elf Wiederholungen schafft
PmM	Punkt des momentanen Muskelversagens: Man versucht nach dem Wiederholungsmaximum noch die nächste Wiederholung und kommt dabei an einen Punkt, an dem die Bewegung ins Stocken gerät
PmM+	Hochintensives Training (HIT) über den Punkt des momentanen Muskelversagens hinaus. Durch den Einsatz sogenannter Intensitätstechniken trainiert man über den Punkt des momentanen Muskelversagens hinaus, z. B. indem ein Trainingspartner bei den letzten „unmöglichen" Wiederholungen leicht mithilft.

Anspannungszeit (time under tension)

Der inzwischen übliche Fachbegriff für die Zeitspanne, während der ein Muskel beim Training ohne Unterbrechung unter Anspannung steht, ist time under tension (TUT). Bei einem Satz von zwölf Wiederholungen, bei dem jede Wiederholung acht Sekunden dauert, beträgt die TUT somit 96 Sekunden.

Agonist

Ein Muskel, der aktiv durch eigene Kontraktion an einer Bewegung beteiligt ist, wird als Agonist bezeichnet.

Antagonist

Antagonisten sind die „Gegenspieler" der jeweiligen Agonisten. Das klassische Beispiel hierfür sind Bizeps und Trizeps. Der Bizeps beugt den Arm, der Trizeps streckt ihn.

Synergisten

An einer Bewegung ist immer eine Vielzahl von Muskeln beteiligt. Alle Muskeln, die bei einer Bewegungsausführung miteinander arbeiten, bezeichnet man als Synergisten. Je nachdem, um welche Bewegung es sich handelt, arbeiten jeweils unterschiedliche Muskel synergistisch zusammen. Dabei können sogar Muskeln zu Synergisten werden, die sich bei einer anderen Bewegung antagonistisch zueinander verhalten.

Verzeichnis der Übungen

Literaturverzeichnis

Abele, A., Brehm, W. & Pahmeier, I. (1997). Sportliche Aktivität als gesundheitsbezogenes Handeln: Auswirkungen, Voraussetzungen und Förderungsmöglichkeiten. In: R. Schwarzer (Hrsg.), *Gesundheitspsychologie* (S. 115-149). Göttingen: Hogrefe.

Alaranta, H., Luoto, S., Heliovaara, M. & Hurri, H. (1995). Static back endurance and the risk of low-back pain. *Clinical Biomechanics*, 10, 323-324.

Alfermann, D. & Stoll, O. (1996). Befindlichkeitsveränderungen nach sportlicher Aktivität. *Sportwissenschaft 26*, 406-424.

American Academy of Pediatrics (1983). Weight training and weight lifting: information for the paediatrician. *The Physician and Sportsmedicine, 3*, 157-161.

American Academy of Pediatrics (2001). Strength training by children and adolescents. *Pediatrics*, 107, 1470-1472.

Arruda, A., Souza, D. Steele, J., Fisher, J., Gießing, J., Gentil, P. (2016): Reliability of meta-analyses to evaluate resistance training programmes, in: *Journal of Sports Science*, November 2016, 1-3.

Ban-Pillarelia, D. (1995). Effects of combined step aerobic and resistance training in children on cardiorespiratory endurance and strength. *Pediatric Exercise Science, 7*, 218-219.

Berthold, F. & Thierbach, P. (1981). Zur Belastbarkeit des Halte- und Bewegungsapparats aus sportmedizinischer Sicht. Medizin und Sport, 2, 165-171.

Blanskby, B. & Gregor, J. (1981). Antropometric, strength and physiological changes in male and female swimmers with progressive resistance training. *Australian Journal of Sports Science*, 1, 3-6.

Blimkie, C. J. R. (1992). Resistance training during pre- and early puberty: efficacy, trainability, mechanisms, and persistence. *Canadian Journal of Sport Science,* 17, 264-279.

Blimkie, C. J. R. (1993). Resistance training during preadolescence. *Sports Medicine*, 15, 389-407.

Bös, K. (2004). Motorische Leistungsfähigkeit von Kindern und Jugendlichen. *Haltung und Bewegung*, 3, 7-21.

Bös, K., Heel, J., Opper, E., Romahn, N., Tittlbach, S., Wank, V., Woll, A. & Worth, A. (2005). Motorik-Modul. Eine Studie zur Fitness und körperlich sportlichen Aktivität von Kindern und Jugendlichen in Deutschland. In: *dvs-Informationen*, 3, 9-15.

Bös, K., Opper, E. & Woll, A. (2002). Fitness in der Grundschule – ausgewählte Ergebnisse, *Haltung und Bewegung*, 4, 5-18.

Bös, K. & Wohlmann, R. (1986). Allgemeiner sportmotorischer Test für Kinder von 6-11 Jahren (AST 6-11). Forschungsbericht aus dem ISSW Heidelberg. Heidelberg: ISSW.

Brady, T. A., Cahill, B. R. & Bodnar, L. M. (1982). Weight-training related injuries in the high school athlete. *American Journal of Sports Medicine*, 10, 1-5.

Brandt, K., Eggert, D., Jendritzki, H. & Küppers, B. (1997). Untersuchungen zur motorischen Entwicklung von Kindern im Grundschulalter in den Jahren 1985 und 1995. *Praxis der Psychomotorik, 2*, 101-107.

Brodtmann, D. (1996). Kinder – Bewegung – Gesundheit. Was sind die wirklichen Risikofaktoren? – Eine sportpädagogische Widerrede. *Sportpädagogik*, 5, 6-11.

Brodtmann, D. (1996): Schulsport unter salutogenetischer Perspektive. *Sportwissenschaft*, 3-4, 413-421.

Brown, C. H. & Wilmore, J. H. (1974). The effects of maximal resistance training on the strength and body composition of women athletes. *Medicine and Science in Sports*, 6, 174-177.

Brown, E. W. & Kimball, R. G. (1983). Medical history associated with adolescent powerlifting. *Pediatrics*, 72, 636-644.

Brzycki, M. (1988). Accent on intensity. *Scholastic Coach*, 2, 82-84.

Buskies, W. (1999). Sanftes Krafttraining nach dem subjektiven Belastungsempfinden versus Training bis zur muskulären Ausbelastung. *Deutsche Zeitschrift für Sportmedizin*, 10, 316-320.

Cahill, B. R. & Griffith, E. H. (1978). Effect of preseason conditioning on the incidence and severity of high school football knee injuries. *American Journal of Sports Medicine*, 4, 180-184.

Cahill, B. R., Griffith, E. H., Sunderlin, J. Madden, T. & Weltman, A. (1984). Effect of pre-season conditioning (PSC) on the incidence and severity of high school football knee injuries: Comparison of a closely supervised vs. less supervised program. *Illinois Medical Journal, 166,* 356-358.

Chok, B., Lee, R., Latimer, J. & Tan, S. B. (1999). Endurance training of the trunk extensor muscles in people with subacute low-back pain. *Physical Therapy,* 11, 1032-1042.

Daltroy, L. H., Iversen, M. D., Larson, M. G., Lew, R., Wright, E. & Ryan, J. (1997). A controlled trial of an educational programm to prevent low back injuries. *New England Journal of Medicine,* 5, 332-328.

Darden, E. (1978). Strength training principles. In: Peterson, J. A. (Hrsg.), *Total Fitness: The Nautilus way.* West Point: Nautilus, 157-174.

Diekmann, F. & Letzelter, M. (1987). Stabilität und Wiederholbarkeit von Trainingszuwachs durch Schnellkrafttraining im Grundschulalter. *Sportwissenschaft* 3, 280-293.

Digel, H. (1996). Schulsport - wie Schüler ihn sehen. Eine Studie zum Schulsport in Südhessen (Teil 1). *Sportunterricht* 8, 324-339.

Docherty, D., Wenger, H. A., Collis, M. L. & Quinney, H. A. (1987). The effects of variable speed resistance training on strength development in prepubertal boys. *Journal of Human Movement Studies,* 13, 377-382.

Ehni, H. (2000). Trainieren und Wettkämpfen. In: P. Wolters, H. Ehni, J. Kretschmer, K.-H. Scherler & W. Weichert (Hrsg.), *Didaktik des Schulsports* (S. 259-294). Schorndorf: Hofmann.

Faigenbaum, A. D. (1995). Psychosocial benefits of prepubescent strength training. *Strength and Conditioning,* 2, 28-32.

Faigenbaum, A. D. (2001). Strength training and children's health. *Journal of Physical Education, Recreation and Dance,* 3, 24-30.

Faigenbaum, A. D., LaRosa-Loud, R., O'Connell, J., Glover, S., O'Connell, J. & Westcott, W. L. (2001). Effects of different resistance training protocols on upper-body strength and endurance development in children. *Journal of Strength and Conditioning Research,* 4, 459-465.

Faigenbaum, A. D., Milliken, L. A. & Westcott, W. L. (2003). Maximal strength testing in healthy children. *Journal of Strength and Conditioning Research,* 1, 162-166.

Faigenbaum, A. D., Milliken, L. A., Loud, R. L., Burak, B. T., Doherty, C. L. & Westcott, W. L. (2002). Comparison of 1 and 2 days per week of strength training in children. *Research Quarterly,* 73, 416-424.

Faigenbaum, A. D., Wescott, W. L., Micheli, L. J. (1996). The effects of strength training and detraining on children. *Journal of Strength and Conditioning Research,* 10, 109-114.

Faigenbaum, A. D., Zaichkowsky, L. D., Westcott, W. L., Micheli, L. J., Fehlandt, A. F. (1993). The effects of a twice-a-week strength training program on children. *Pediatric Exercise Science,* 5, 339-346.

Faigenbaum, A. D.; Zaichkowsky, L. D., Westcott, W. L. Micheli, L. J., & Fehlandt, A. F. (1993). The effects of twice-a-week strength training program on children. *Pediatric Exercise Science,* 4, 339-346.

Falk, B. & Mor, G. (1996). The effects of resistance and martial arts training in 6- to 8-year-old boys. *Pediatric Exercise Science,* 8, 48-56.

Falk, B. & Tenenbaum, G. (1996). The effectiveness of resistance training in children. A meta-analysis. *Sports Medicine,* 3, 176-186.

Falk, B. & Tenenbaum, G. (1996). The effectiveness of resistance training in children. *Sports Medicine,* 3, 176-186.

Fetz, F. & Kornexl, E. (1978). *Sportmotorische Tests.* Berlin: Bartels & Wernitz.

Frey, G. (2002). Möglichkeiten und Grenzen des Beitrags der Trainingswissenschaft für den Schulsport. In: Lames, Bark, Körber, Preuss, Reder (Hrsg.), *Trainingswissenschaft und Schulsport. Symposium der dvs-Sektion Trainingswissenschaft vom 18.-19. Mai 2000 in Rostock (S. 51-60).* Hamburg: Czwalina.

Frey, G. & Hildenbrandt, E. (1988). Gesundheitsförderung durch Schulsport aus trainingspädagogischer Sicht. *Sportunterricht*, 12, 451-460.

Fröhlich, M., Pieter, A., Gießing, J., Klein, M., Strack, A., Sandig, D., Blischke, K., Stening, J., Emrich, E., Schmidtbleicher, D. (2009): Kraft und Krafttraining bei Kindern und Jugendlichen – aktueller Stand. Schwerpunkt apparatives Krafttraining, in: *Leistungssport* 2/2009 (Supplement), S. 1-23.

Fröhlich, M., Gießing, J., Strack, A. (2011). Krafttraining bei Kindern und Jugendlichen. Hintergründe, Trainingspläne, Übungen. Zweite erweiterte Auflage. Marburg: Tectum.

Fröhner, G. (1988). Objektivierung der Haltung und Beweglichkeit des Rumpfes bei Kindern und Jugendlichen. *Haltung und Bewegung, 2,* 5-13.

Frost, H. L., Klaber, S. E., Moffet, J. A., Fairbank, J. C. & Moser, J. S. (1998). A fitness programme for patients with chronic low back pain: 2-year follow-up of a randomised controlled trial. *Pain, 75*(2-3), 273-279.

Gaschler, P. (1999). Motorik von Kindern und Jugendlichen heute. Eine Generation von „Weicheiern, Schlaffis und Desinteressierten"? Teil 1. *Haltung und Bewegung*, 3, 5-16.

Gaschler, P. (2000a). Motorik von Kindern und Jugendlichen heute. Teil 2. *Haltung und Bewegung*, 1, 5-16.

Gaschler, P. (2000b). Motorik von Kindern und Jugendlichen heute. Teil 3. *Haltung und Bewegung*, 2, 5-17.

Gaschler, P. & Heinecke, I. (1990). Zur Beweglichkeit von Kindern heute und vor zehn Jahren. *Sportunterricht*, 10, 373-384.

Gentil, P., Arruda, A., Souza, D., Giessing, J., Paoli, A., Fisher, J., Steele, J. (2017). Is there any practical application of meta-analytical results in strength training? *Frontiers in Physiology* 8, 1, DOI: 10.3389/fphys.2017.00001.

Gettman, L. R., Ayres, J. J., Pollock, M. L., Durstine, J. C. & Grantham, W. (1979). Physiological effects on adult men of circuit strength training and jogging. *Archives of Physical Medicine and Rehabilitation,* 60, 115-120.

Gettman, L. R., Ayres, J. J., Pollock, M. L. & Jackson, A. (1978). The effect of circuit weight training on strength, cardiorespiratory function and body composition of adult men. *Medicine and Science in Sports*, 10, 171-176.

Gettman, L. R., Culter, L. A. & Strathman, T. (1980). Physiological changes after 20 weeks of isotonic vs isokinetic circuit training. *Journal of Sports Medicine and Physical Fitness*, 20, 265-274.

Gießing, J. (1997). *Selbständiges Trainieren auf der Grundlage individuell erstellter Planungskonzeptionen für Schülerinnen und Schüler der Sekundarstufe II. Zweite Staatsexamensarbeit.* Marburg: Studienseminar für das Lehramt an Gymnasien.

Gießing, J. (2002). *Das Muskelaufbautraining beim Bodybuilding. Eine kritische Analyse aus sportwissenschaftlicher Sicht.* Marburg: Tectum.

Gießing, J. (2003). Training for muscular hypertrophy: A comparison of high and low-volume approaches. *International Journal of Physical Education*, 1, 27-32.

Gießing, J. (2005). Gesundheitsorientiertes Muskelkrafttraining im Schulsport. Pädagogische Aspekte eines Muskeltrainings im Schulsport. *Sportunterricht,* 1, 47-50.

Gießing, J. & Hildenbrandt, E. (2005). Bodybuilding: Körperbau und Muskelschau. *Sportwissenschaft,* 2, 139-151.

Gießing, J., Preuss, P., Greiwing, A., Goebel, S., Müller, A., Schischek, A. & Stephan, A. (2005). Fundamental definitions of decisive training parameters of single-set training and multiple-set training for muscle hypertrophy. In: J. Gießing, M. Fröhlich & P. Preuss (Hrsg.), *Current results of strength training research. An empirical and theoretical approach.* Göttingen: Cuvillier, 9-23.

Gießing, J. (2006). *HIT – Hochintensitätstraining.* Arnsberg: Novagenics.

Gießing, J. (2006): Gesundheitsorientiertes Muskelkrafttraining bei Kindern und Jugendlichen. Ein altersgemäßes Konzept auch für den Schulsport, in: *SportPraxis*, 2/2006, S. 4-8.

Gießing, J. (2007). How intense are your weight training workouts?, in: *NSCA's Performance Training Journal Vol. 6, No. 1, p. 11-13.*

Gießing, J. (2007). Krafttraining im Schulsport – gemeinsam und doch individuell, in: *SportPraxis.* Themenheft Fitness, S. 34-37.

Gießing, J. & Fröhlich, M. (2008). A second look at the effectiveness and safety of strength training in children and adolescents, in: Gießing, J./Fröhlich, M. (Eds): *Current Results of Strength Training Research: A multi-perspective approach.* Göttingen: Cuvillier, S. 119-128.

Gießing, J. (2010). HIT-Fitness. München: Riva.

Gießing, J. (2010). Muskeltraining statt Krafttraining. Begriffs(er)klärungen und sportpädagogische Konsequenzen, in: *SportPraxis* 7+8/2010, S. 6-10.

Gießing, J./Hasper, J. (2010). Kraft und ihre methodische Entwicklung. Muskeltraining im Schulsport, in: Lange, H./Sinning, S. (Hrsg.): *Handbuch Methoden im Sport.* Spitta, S. 238-258.

Gießing, J. (2016). Muskeln in Minuten. Norderstedt: BoD.

Gießing, J., Eichmann, B., Steele, J., Fisher, J. (2016). A comparison of low-volume, high-intensity training' and high-volume traditional resistance training methods on muscular performance, body composition, and subjective assessments of training, in: *Biology of Sport* 2016 (33), 241-249.

Gießing, J., Fisher, J., Steele, J., Rothe, F., Raubold, K., Eichmann, B. (2016). The effects of low volume resistance training with and without advanced techniques in trained participants, in: The Journal of Sports Medicine and Physical Fitness, 2016, March, 56 (3), 249-258.

Grosser, M., Ehlenz, H. & Zimmermann, E. (1985): *Richtig Muskeltraining. Grundlagen und Trainingsprogramme.* München: BLV Sportpraxis.

Grössing, S. (2001): *Einführung in die Sportdidaktik. Lehren und Lernen im Sportunterricht.* Wiebelsheim: Limpert Verlag.

Häkkinen, K., Mero, A. & Kauhanen, H. (1989). Specificity of endurance, sprint, and strength training on physical performance capacity in young athletes. *Journal of Sports Medicine and Physical Fitness,* 1, 27-35.

Hamill, B. P. (1994). Relative safety of weightlifting and weight training. *Journal of Strength and Conditioning Research,* 8, 53-57.

Hasper, J. & Gießing, J. (2011): Kompetenter Trainieren lernen. Eine erfahrungsorientierte Theorie-Praxis-Verzahnung zum Muskeltraining, in: *Sportpädagogik* 6/2011, S. 34-37.

Hasper, J. & Gießing, J. (2013). Muskeltraining im Schulsportunterricht – eine Illustration, wie es lohnenswert werden kann, in: Gießing, J./Giese, M. (2013): Bewegung, Semiotik, Training. Eine Würdigung der Arbeiten des Sportwissenschaftlers Eberhard Hildenbrandt. Marburg: Tectum, S. 55-65.

Hauner, H. (1999). Zwanzig Prozent der deutschen Bevölkerung haben Adipositas. *Ärztezeitung, 134* (Heft-Nr.), 7.

Hemmling, G. (1994). *Anpassungen des neuromuskulären Systems an eine neuentwickelte Trainingsmethode.* Köln: Bundesinstitut für Sportwissenschaft.

Henja, W., Rosenberg, A., Buturis, D. & Krieger, A. (1982). The prevention of sports injuries in high school students through strength training. *National Strength and Conditioning Journal Association Journal,* 1, 28-31.

Hewitt, T. E., Stroupe, A. L., Nance, T. A. & Noyes, F. R. (1996). Plyometric training in female athletes: Decreased impact forces and increased hamstring torques. *American Journal of Sport Medicine,* 24, 765-773.

Hildenbrandt, E. (1981). Training im Sportunterricht. *Sportpädagogik,* 5, 12-17.

Hildenbrandt, E. (2001). Training. Die Rehabilitierung eines Begriffes für Einsichtige unter seinen Verächtern. In: Fischer, Holland-Moritz (Hrsg.), *Mosaiksteine der Motologie.* Schorndorf: Hofmann.

Hunter, G. R. (1985): Changes in body composition, body build and performance associated with different weight training frequencies in males and females. *National Strength and Conditioning association Journal*, 7, 26-28.

Hurley, B. F., Seals, D. R., Ehsani, A. A., Cartier, L. J., Dalsky, G. P., Hagberg, J. M. & Holloszy, J. O. (1984). Effects of high-intensity strength training on cardiovasular function. *Medicine and Science in Sports and Exercise*, 16, 483-488.

Isaacs, L. D. & Pohlman, R. L. (1995). Specificity of strength training modes in prepubescent females. *Medicine and Science in Sports and Exercise*, 27, 180.

Jacobson, B. H. (1986). A comparison of two progressive weight training techniques on knee extensor strength. *Athletic Training*, 4, 315-318 und 390.

Jones, D. A. & Rutherford, O. M. (1987). Human muscle strength training: the effects of three different regimes and the nature of resultant changes. *Journal of Physiology*, 391, 1-11.

Keitz, T. V. (1993). *Die Beurteilung der Ausdauerleistungsfähigkeit bei 6- bis 10-jährigen Grundschulkindern, mit Hilfe eines Fahrradergometertests nach LIESSEN/HOLLMANN*. Diplomarbeit. Universität Köln. Köln.

Kieser, W. (1998). Wieviele Sätze beim Krafttraining? *Leistungssport*, 3, 50-51.

Kirsten, G. (1963). Der Einfluss isometrischen Muskeltrainings auf die Entwicklung der Muskelkraft Jugendlicher. *Internationale Zeitschrift für Physiologie einschließlich Arbeitsphysiologie*, 19, 387-402.

Kirsten, G. (1963). Der Einfluss isometrischen Muskeltrainings auf die Entwicklung der Muskelkraft Jugendlicher. *Internationale Zeitschrift für Physiologie einschließlich Arbeitsphysiologie*, 19, 387-402.

Klafki, W. (1996). Grundzüge eines neuen Allgemeinbildungskonzepts. Im Zentrum: Epochchaltypische Schlüsselprobleme. In: W. Klafki (Hrsg.), *Neue Studien zur Bildungstheorie und Didaktik. Zeitgemäße Allgemeinbildung und kritisch-konstruktive Grammatik*. Weinheim, Basel: Beltz.

Kleine, W. (1997): Entwöhnen wir unseren Kindern die Bewegung? *Sportunterricht*, 11, 487-493.

Klenk, C. (2004): Schulsport in Baden-Württemberg. Eine Schülerbefragung zum Schulsport, *Sportunterricht*, 8, 233-239.

Köstermeyer, G., Anu-Omar, K. & Rütten, A. (2003): Prävention von Rückenschmerzen durch Interventionen. *Gesundheitssport und Sporttherapie*, 19, 179-185.

Kretschmer, J. & Giewald, C. (2001): Veränderte Kindheit – veränderter Schulsport? *Sportunterricht*, 2, 36-42.

Kunz, T. (1994): Spielerische Bewegungsförderung in Kindergärten und Grundschulen. *Praxis der Psychomotorik*, 4, 214-224.

Kurz, D. (1978). Zur Bedeutung der Trainingswissenschaft für den Sport in der Schule. *Sportwissenschaft*, 8, 125-141.

Kurz, D. (1995). Handlungsfähigkeit im Sport – Leitidee eines mehrperspektivischen Unterrichtskonzeptes. In: Zeuner, Senf, Hofmann (Hrsg.), *Sport unterrichten. Anspruch und Wirklichkeit* (S. 41-48). Sankt Augustin: Academia.

Lange, H. (2004). Didaktische Perspektiven einer Trainings- und Wettkampfpädagogik des Sports. In: R. Prohl & H. Lange, H. (Hrsg.), *Pädagogik des Leistungssports* (S. 41–72). Schorndorf: Hofmann.

Letzelter, H. & Letzelter, M. (1986): *Krafttraining. Theorie, Methoden, Praxis.* Reinbek: Rowohlt.

Ludwig, G., Mazet, D. & Schmitt, E. (2003). Haltungsschwächen bei Kindern und Jugendlichen. Eine interdisziplinäre Betrachtung. *Gesundheitssport und Sporttherapie*, 19, 165-170.

Manniche, C., Lundberg, E., Christensen, L., Bentzen, L. & Hesselsoe, G. (1991). Intensive dynamic back exercises for chronic low back pain. A clinical trial. *Pain*, 1, 53-63.

Mannion, A. F., Muntener, M., Taimela, S. & Dvorak, J. (2001). Comparison of three active therapies for chronic low back pain: results of a randomized clinical trial with one-year follow-up. *Rheumatology (Oxford)*, 7, 772-778.

Martin, D. (1979): *Grundlagen der Trainingslehre*. Schorndorf: Hofmann.

Martinez, D. M. (1997). Is strength and conditioning necessary for the youth football athlete? *Strength and Conditioning*, 19, 13-17.

Mathee, J. (1993). *Die Beurteilung der Ausdauerleistungsfähigkeit bei 6- bis 10-jährigen Grundschulkindern, mit Hilfe eines modifizierten Cooper-Tests, 8-Minuten-Lauf. (Diplomarbeit).* Universität Köln. Köln.

Mayhew, J. L. & Gross, P. M. (1974). Body composition changes in young women with high intensity weight training. *Research Quarterly*, 45, 433-440.

Mechling, H. (2005). Von "Alleskönnern" und "Leitfiguren". Sportunterricht, 2, 53.

Medler, M. & Mielke, W. (1994). *Krafttraining im Schulsport.* Kronshagen: IPTS.

Mersch, F. & Soboy, H. (1989). Strength training and muscle hypertrophy in children. In: S. Oseid, & K. H. Carlsen, (eds) *International series in sports sciences. Children and exercise XIII* (S. 165-192). Champaign (IL): Human Kinetics.

Misner, S. E., Broileau, R. A., Massey, B. H. & Mayhew, J. (1974). Alterations in the body composition of adult men during selected physical training. *Journal of the American Geriatrics Society*, 22, 33-38.

Mortimer, M., Wiktorin, C., Pernol, G., Svenson, H. & Vingard, E. (2001). Sports activities, body weight, and smoking in relation to low-back pain: a population-based case-referent study. *Scandinavian Journal of Sports Medicine*, 11, 854-860.

National Strength and Conditioning Association (1996). Youth resistance training: Position statement paper and literature review. *Strength and Conditioning*, 6, 62-75.

Naul, R. (2005). Toben macht schlau – Bewegung, Spiel und Sport in der Ganztagsschule. 5. Workshop zur offenen Ganztagsschule in NRW am 27. Januar 2005 in Bielefeld.

Naul, R., Hoffmann, D., Nupponen, H. & Telama, R. (2003). PISA-Schock auch im Schulsport? Wie fit sind finnische und deutsche Jugendliche. Sportunterricht, 5, 137-141.

Nelson, M. A., Goldberg, B., Harris, S. S., Landry, G. l. & Risser, W. L. (1990). Commitee on sports medicine: strength training, weight and power lifting, and body building by children and adolescents. *Pediatrics*, 5, 801-803.

Opper, E. (1996): Wie sehen gute und schlechte Schüler den Sportunterricht? Teil 2 der Studie zum Schulsport in Südhessen. *Sportunterricht*, 8, 340-348.

Ozmun, J. C., Mikesky, A. E. & Sunburg, P. R. (1993). Neuromuscular adaptations following prepubescent strength training. *Medicine and Science in Sports and Exercise*, 4, 510-514.

Payne, V. G., Morrow, J. R., Johnson, L. & Dalton, S. N. (1997). Resistance training in children and youth: A meta-analysis. *Research Quarterly for Exercise and Sport*, 1, 80-88.

Pfeiffer, R. D. & Francis, R. S. (1986). Effects of strength training on muscle development in prepubescent, pubescent, and postpubescent males. *The Physician and Sports Medicine*, 14, 134-143.

Philipp, M. (1999). Ein Satz genügt! Erfahrungen mit Mehrsatz- und Einsatzmethoden im Krafttraining. *Leistungssport*, 1, 26-28.

Ramsay, J. A., Blimkie, C. J. R., Smith, K., Garner, S., MacDougal, J. D. & Sale, D. G. (1990). Strength training effects in prepubescent boys. *Medicine and Science in Sports and Exercise*, 5, 605-614.

Ramsay, J. A., Blimkie, C. J., Smith, K., Garner, S., MacDougall, J. & Sale, D. G. (1990). Strength training effects in prepubescent boys. Issues and controversies. *Medicine and Science in Sports and Exercise*, 22, 605-614.

Reuter, K. & Buskies, W. (2001). Zu den Effekten eines sanften Krafttrainings bei Kindern und Jugendlichen. *Deutsche Zeitschrift für Sportmedizin*, (7-8), 27.

Rians, C. B., Weltmann, A., Cahill, B. R., Janney, C., Tippett, S. R., & Katch, F. I. (1987). Strength training for prepubescent males: Is it safe? *Journal of the American Medical Association*, 5, 483-489.

Risser, W. L., Risser, J. M. & Preston, D. (1990). Weight-training injuries in adolescents. *American Journal of Diseases of Children*, 144, 1015-1017.

Ritter, S./Adolph, H. (1995). *Stadt-Land-Unterschiede im Freizeitsport bei Kindern – Eine empirisch *vergleichende Untersuchung. Gesamthochschule Kassel*: Psychomotorik in Forschung und Praxis

Rusch, H. & Irrgang, W. (2002). Aufschwung oder Abschwung? Verändert sich die körperliche Leistungsfähigkeit von Kindern und Jugendlichen oder nicht? *Haltung und Bewegung*, 2, 5-10.

Rusch, H. & Weineck, J. (1998). *Sportförderunterricht. Lehr- und Übungsbuch zur Förderung der Gesundheit durch Bewegung*. Schorndorf: Hofmann.

Sailors, M. & Berg, K. (1987). Comparison of responses to weight training in pubescent boys and men. *Journal of Sports Medicine*, 27, 30-36.

Salminen, J. J., Oksanen, A., Maki, P., Pentii, J. & Kujala, U. M. (1993). Leisure time physical activity in the young. Correlation with low-back pain, spinal mobility and trunk muscle strength in 15-year old school children. *International Journal of Sports Medicine*, 7, 406-410.

Schierz, M. (1996). Schulsport als Kompensationsinstanz für Gesundheitsdefizite? *Sportwissenschaft*, (3-4), 425-430.

Schmidt, W. (1997). Veränderte Kindheit – veränderte Bewegungswelt: Analysen und Befunde. *Sportwissenschaft*, 2, 143-160.

Sewall, L. & Micheli, L. (1986). Strength training for children. *Journal of Pediatric Orthopaedics*, 6, 143-146.

Shibinski, M. (1985). Teaching and coaching young athletes in the weight room. *NSCA Journal*, 4, 60-61.

Siegel, J. A., Carmaione, D. N. & Manfredi, T. G. (1989). The effects of upper body resistance training on prepubescent children. *Pediatric Exercise Science*, 1, 145-154.

Silvester, L. J., Stiggins, C., McGown, C. & Bryce, G. R. (1982). The effect of variable resistance and free-weight training programs on strength and vertical jump. *National Strength and Conditioning Association Journal*, 4, 30-33.

Stahle, S. D., Roberts, S. O., Davis, B. & Rybicki, L. A. (1995). Effect of a 2 versus 3 times per week weight training program in boys aged 7 to 16. *Medicine and Science in Sports and Exercise*, 5, 648.

Steinmann, W. (1990). Krafttraining im Sportunterricht. *Sportunterricht*, 9, 326-39.

Stengel, V./Gießing, J./Eichmann, B. (2010): Der Einfluss körperlicher Aktivität auf die Rückengesundheit von Jugendlichen. Ergebnisse einer empirischen Untersuchung, in: *Haltung & Bewegung* 4/2010, S. 16-23.

Stone, M. H., Plisk, S. S., Stone, M. E., Schilling, B. K., O'Bryant, H. S. & Pierce, K. C. (1998). Athletic performance development: Volume load - 1 set vs. multiple sets, Training velocity and training variation. *Strength and Conditioning*, 6, 22-31.

Thiele, J. (1999). „Un-Bewegte Kindheit?" Anmerkungen zur Defizithypothese in aktuellen Körperdiskursen. *Sportunterricht*, 4, 141-149.

Vrijens, J. (1978). Muscle strength development in the pre- and post-pubescent age. *Medicine and Sport*, 11, 152-158.

Vuori, I. M. (2001). Dose-response of physical activity and low-back pain, osteoathritis, and osteoporosis. *Medicine and Science in Sports and Exercise*, 6, 551-586.

Wabitsch, M. (1999). Jeder zehnte ABC-Schütze in Jena ist zu dick. *Ärztezeitung*, 134, 13.

Weineck, J., Köstermeyer, G. & Sönnichsen, A. C . (1997). PEP – eine Studie zur Präventionserziehung. *Haltung und Bewegung*, 1, 5-16.

Weltman, D., Janney, C., Rians, C., Strand, K., Berg, B., Tippet, S., Wise, J., Cahill, B. & Katch, F. (1986). The effects of hydraulic resistance strength training on pre-pubescent males. *Medicine and Science in Sports and Exercise*, 18, 629-638.

Westcott, W. L. (1979). Female response to weight lifting. *Journal of Physical Education*, 77, 31-33.

Westcott, W. L. (1991). Safe and sane strength training for teenagers. *Scolastic Coach*, 3, 42-44.

Westcott, W. L. (1995). School-based conditioning programs for physically unfit children. *Strength and Conditioning*, 17, 5-8.

Westcott, W. L., Long, C. J., LaRosa-Loud, R., Micheli, L. J. Outerbridge, A. R. & Zaichkowsky, L. D.

(1996). The effects of strength training and detraining on children. *Journal of Strength and Conditioning Research,* 2, 109-114.

WIAD (2003). *Bewegungsstatus von Kindern und Jugendlichen in Deutschland. WIAD-AOK-DSB-Studie II.* Wissenschaftliches Institut der Ärzte Deutschlands.

Wiemann, K., Klee, A. & Startmann, M. (1998). Filamentäre Quellen der Muskel-Ruhespannung und die Behandlung muskulärer Dysbalancen. *Deutsche Zeitschrift für Sportmedizin,* 4, 111-118.

Wilmore, J. H. (1974). Alterations in strength, body composition, and anthropometric measurements consequent to a 10-week weight training program. *Medicine and Science in Sports,* 6, 133-138.

Wilmore, J. H., Parr, R. B., Girandola, R. N., Ward, P., Vodak, P. A., Barstow, T. J., Pipes, T. V., Romero, G. T. & Leslie, P. (1978). Physiological alterations consequent to circuit weight training. *Medicine and Science in Sports,* 10, 79-84.

Winchenbach, H. (2003). Welche Bedeutung hat die Kraft für die Haltung? Untersuchungen zur Bedeutung der Kraft von Bauch-, Hüftbeuge-, und Rückenmuskulatur bei Haltungsschwächen. *Gesundheitssport und Sporttherapie,* 19, 173-174.

Withers, R. T. (1970). Effect of varied weight-training loads on the strength of university freshmen. *Research Quarterly,* 41, 110-114.

Zatsiorsky, V. M. (1996). *Krafttraining. Praxis und Wissenschaft.* Aachen: Meyer & Meyer.

Zimmermann, K. (2000). *Gesundheitsorientiertes Muskelkrafttraining.* Schorndorf: Hofmann.

Kopiervorlage Trainingsplan

Übung	Wieder-holungen	Inten-sität	Bemerkungen